医疗大数据

与

机器学习

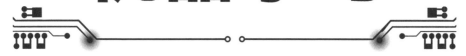

BIG DATA AND MACHINE LEARNING

付赛际　田英杰 / 著

清华大学出版社

北　京

图书在版编目（CIP）数据

医疗大数据与机器学习 / 付赛际，田英杰著 . —北京：清华大学出版社，2023.8（2024.8 重印）
ISBN 978-7-302-63516-1

Ⅰ.①医…　Ⅱ.①付…　②田…　Ⅲ.①医学—数据处理—研究 ②医学—机器学习—
研究　Ⅳ.① R319

中国国家版本馆 CIP 数据核字（2023）第 085347 号

责任编辑：孙　宇
封面设计：王晓旭
责任校对：李建庄
责任印制：杨　艳

出版发行：清华大学出版社
　　　　网　　　址：https://www.tup.com.cn，https://www.wqxuetang.com
　　　　地　　　址：北京清华大学学研大厦 A 座　邮　　编：100084
　　　　社 总 机：010-83470000　邮　　购：010-62786544
　　　　投稿与读者服务：010-62776969，c-service@tup.tsinghua.edu.cn
　　　　质量反馈：010-62772015，zhiliang@tup.tsinghua.edu.cn
印 装 者：三河市人民印务有限公司
经　　销：全国新华书店
开　　本：165mm×235mm　印　张：11.75　字　数：180 千字
版　　次：2023 年 9 月第 1 版　印　次：2024 年 8 月第 2 次印刷
定　　价：118.00 元

产品编号：099191-01

前　言

随着计算机技术的飞速发展，医疗信息的规模性和丰富性显著增强，机器学习成为赋能医疗大数据的核心技术。但不可否认的是，基于机器学习的医疗大数据挖掘仍然面临诸多挑战。本书从实际出发，研究机器学习在医疗大数据挖掘中的问题与方法，一方面希望所研究成果丰富并完善相应领域的理论研究与方法体系，另一方面希望能在实际的医疗大数据挖掘中得到有效应用，为医学工作者提供有效的辅助诊断工具，有助于疾病的早预防、早发现、早治疗，提升临床决策的效率。大量实验证实本研究能够快速、准确地完成医疗大数据的分析任务，但这并不意味着机器学习能够取代医学专家的地位。严格来说，两者相辅相成。首先，在数据的准备阶段，需要依赖专家的经验对数据进行标注；其次，在模型的构建阶段，融入专家的经验知识有望取得比现有方法更优的性能；最后，在决策阶段，模型得到的预测结果需要经过专家的解释和认可才能用于临床实践。

本书具体内容设置如下：首先提出一个结合文本挖掘与专家经验的机器学习问题分析框架，利用该框架详细分析并讨论医疗大数据挖掘的研究现状，总结机器学习在医疗大数据中面临的关键问题，然后对这些机器学习问题和相应的机器学习方法进行描述，并针对多视角学习和类别不平衡学习深入研究。

在此基础之上，未来的研究可从以下几个方面展开。

（1）优化算法角度：本书使用的数据体量有限，随着医疗数据维度和规模的爆炸式增长，设计针对高维以及大规模问题的有效求解算法具有迫切的现实意义。

（2）模型推广角度：本书面向分类任务构建模型，未来可考虑将任务推广至回归或聚类任务中。另外，可将模型与其他学习范式结合，如多标签学习、多示例学习、偏标记学习等，旨在提升模型解决复杂问题的能力。

（3）拓广应用角度：本书主要为机器学习在医疗大数据挖掘中面临的不完整视角问题与类别不平衡问题提供解决方案。事实上，该领域还存在诸多亟待解决的问题，如数据标注问题、隐私问题等。根据这些问题的特性设计不同的模型和算法将有助于完善机器学习在医疗大数据挖掘中的理论与应用。

（4）法律监管角度：机器学习作为人工智能的核心技术，是目前各行各业最炙手可热的赛道，医疗领域自然也不例外。但由于医疗数据与人类生命健康密切相关，任何技术的误用或滥用都可能导致无法挽回的损失。基于此，明确并制定机器学习在医疗大数据挖掘中的法律规范、责任归属以及操作标准将成为该领域长足发展的必要条件。

本书可作为机器学习领域研究生的扩充阅读资料，也可供医疗大数据领域正在进行理论研究和应用研究的读者参考。本书得到北京邮电大学经济管理学院、中国科学院大学经济与管理学院、中国科学院虚拟经济与数据科学研究中心、中国科学院大数据挖掘与知识管理重点实验室等单位的支持，以及国家自然科学基金（项目编号：12071458，71901179）及北京邮电大学中央高校基本科研业务专项基金（项目编号：2023RC10）的资助，在此一并感谢！

由于著者水平有限，书中难免有不妥之处，恳请读者批评指正。

著　者

2023 年 6 月

目　录

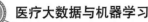

第1章

医疗大数据挖掘

本章提出一个结合文本挖掘与专家经验的机器学习问题分析框架，并以深度学习在医疗图像大数据的应用为切入点，从不同模态的医学图像出发，利用该框架详细分析并讨论医疗大数据挖掘的研究现状，最后总结机器学习在医疗大数据中面临的关键问题。

1.1 医疗大数据

随着计算机和信息技术的高速发展，数据的生成、传输、收集和存储能力获得了极大提升。国际数据公司（international data corporation，IDC）的最新报告[①]显示，全球数据年度规模预计将在 2025 年达到 175ZB（zettabytes），如图 1-1 所示。如此庞大的数据量相当于一个人以 25Mb/s 的速度下载 18 亿年。报告同时表示，全球数据份额主要集中在医疗健康、金融服务、媒体娱乐、制造业等行业。特别指出，伴随云计算的发展、5G 技术的成熟、智能穿戴设备的普及等，医疗健康行业迎来了大数据时代，并将成为未来数据增长的最主要推动力，如图 1-2 所示。2018 年 9 月，国家卫生健康委员会发布的《国家健康医疗大数据标准、安全和服务器管理办法（试行）》将健康医疗大数据定义为：在人们疾病防治、健康管理等过程中产生的与健康医疗相关的数据[②]。它涵盖人的全生命周期，既包括个人健康，又涉及医药服务、疾病防控、健康保障和食品安全、养生保健等多方面的数据。

---

① https://www.seagate.com/files/www-content/our-story/trends/files/idc-seagate-dataage-whitepaper.pdf

② http://www.cac.gov.cn/2018-09/15/c_1123432498.htm

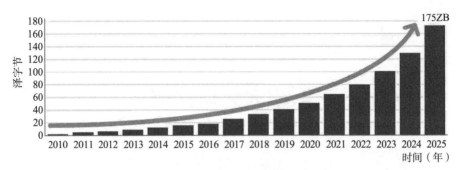

图 1-1　全球数据年度规模

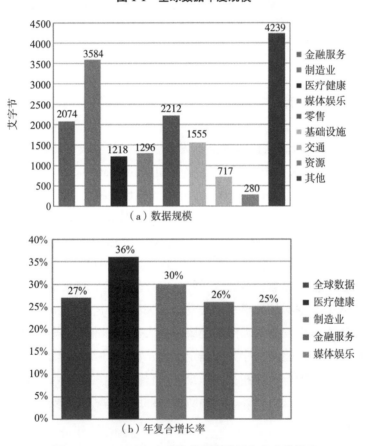

（a）数据规模

（b）年复合增长率

图 1-2　2018—2025 年行业数据规模及年复合增长率

　　医疗数据的爆炸式增长极大程度地提升了信息的丰富性及多样性，这为主观性强且培训成本高的人工分析带来了史无前例的挑战。例如，医学影像数据每年以超过 30% 的速率增长，而放射科医师的年增长率却仅为 4%（金征宇，2018）。人力资源的严重缺口导致传统分析方式无法充分享受医疗大数据带来的信息红利。幸运的是，机器学习（包括传统机器学习方法与深度学习方法）作为人工智能的核心支撑技术，能够高效、快速地学习隐藏在大规模数据背后的潜在模式和规律，在诸多领域得到了广泛应用（李斌等，2019；张宗新等，2021；刘逸等，2021；蒋锋等，2022），为医疗大数据挖掘提供了坚实的理论与技术保障。特别是深度学习方法由于可以自动提取数据特征，已在计算视觉、语音识别、自然语言处理等许多领域取得了广泛成功（奚雪峰等，2016；孙世丁等，2021；马晗等，2022）。但不容忽视的是，医疗大数据除了具备数据规模大（volume）、数据增长快（velocity）、数据多样性强（variety）以及数据价值密度低（value）的典型"4V"特征外（孟小峰等，2013；洪永淼等，2021），还具有多源性、高维性、异构性、视角不完整性、类别不平衡性、隐私性、时序性、冗余性、分散性等特点（颜延等，2014；张雷等，2018），如图 1-3 所示，这为机器学习在医疗大数据挖掘中的应用带来了诸多挑战。

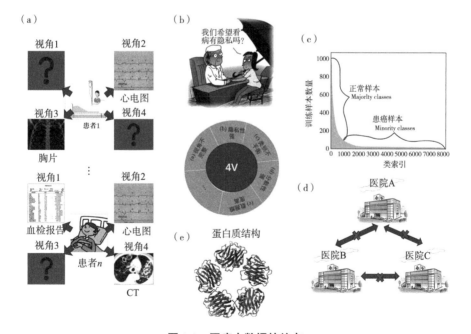

图 1-3　医疗大数据的特点

3

1.2　医疗大数据文献分析

有研究表明，超过 90% 的医疗数据来自医学图像（金征宇，2018）。因此，本章以深度学习在医学图像中的应用为切入点，对机器学习在医疗大数据中的研究情况进行分析。

1.2.1　数据准备

根据关键词"medical image"和"deep learning"在 PubMed 数据库 ①上搜索了 2897 篇文章，然后通过如下标准剔除不相关文献：

（1）剔除不提供全文和摘要的文章。

（2）剔除非英语文章。

（3）剔除描述性文章，如评论、综述等。

（4）剔除仅包含医学图像或仅包含深度学习技术的文章。

（5）剔除研究动物或尸体的文章。

（6）剔除仅采用传统机器学习方法的文章。

经过筛选，最后得到 2068 篇与主题相符的文献，其分布如图 1-4 所示。可以发现，仅深度学习在医学图像中应用的文章数量近年来就呈现出指数

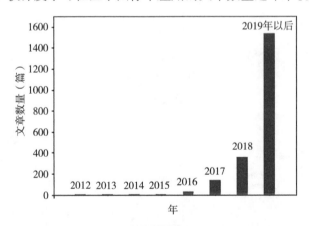

图 1-4　深度学习在医学图像中的应用文章数量

---

①　https://pubmed.ncbi.nlm.nih.gov/

增长的趋势，要想分析和总结目前机器学习在医疗大数据挖掘中的关键问题比较困难。

1.2.2　文本挖掘

主题模型——隐含狄利克雷分布（latent dirichlet allocation，LDA）作为文本挖掘的重要方法之一，可以自动快速地从大量文本中识别出每篇文章所属的主题，进而降低文献分析的难度。例如，若多篇文章被 LDA 方法分配到同一个主题，且该主题对应的代表术语（主题词）是"brain"和"segmentation"，即可认为这些文章都与脑分割的应用相关，这将为后续的文献分析提供重要的先验信息。

1.2.3　专家经验

为保证文献分析的合理性、科学性和权威性，我们与不同领域的专家进行了多次互动交流，并就此展开了丰富的咨询。在医学领域，咨询了来自中国人民解放军总医院、中国疾病预防控制中心病毒病预防控制所、清华大学出版社医学版块的若干名医学专家；在计算视觉领域，咨询了业界和学术界的多名专业人士以及数十名博士研究生。

考虑到代表性文章能够引领一个研究领域的发展，我们在 LDA 和专家经验的双轮驱动下，以代表性文章为基石，建立了如图 1-5 所示的文献分析框架。其中，A1 和 A2 表示代表性文章的选择过程，B1 和 B2 表示需要仔细阅读的文章，椭圆表示需要重新分类的文章，C 表示所构建的预分类框架。特别地，B1 中的深色方框表示与主题不相符的文章。下面对该框架进行详细描述。

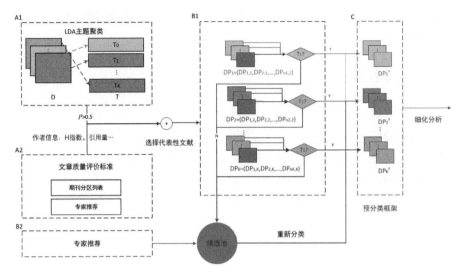

图 1-5　文献分析框架

第一步：LDA 主题聚类。采用 LDA 为每篇文献分配合适的主题（A1），并保留置信度 P > 0.5 的文章，确保文章与所分配的主题尽可能相关。具体操作流程如下：首先，明确 LDA 的目标是寻找每个文档的主题分布与每个主题的术语分布。将前述 2068 篇文章的摘要作为文档集，并剔除其中的标点与停用词，最终得到文档集 $D = \{D_1, D_2, \cdots, D_M\}$ （$M = 2068$）。受到文献（Moro 等，2015）的启发，将文章中与图像模态、深度学习任务以及身体部位相关的关键词作为术语集，并剔除"medical image""deep learning"这类对主题分类没有贡献的词，最终得到术语集 $T = \{T_1, T_2, \cdots, T_N\}$ （$N = 465$）。其次，对 D 和 T 采用词袋模型与 3-gram 模型，得到"文档 - 术语"矩阵 $DT \in R^{M \times N}$。最后，将 DT 作为 LDA 的输入可产生"文档 - 主题"矩阵 $DP \in R^{M \times K}$，其中 K 表示主题数量。特别地，DT 的每一行表示 D 中的一个文档，每一列表示 T 中的一个术语，$DT_{i,j}$ 表示 T_j 在 D_i 中出现的频率，$i = 1, 2, \cdots, 2068, j = 1, 2, \cdots, 465$；$DP$ 的每一行代表 D 中的一个文档，每一列代表一个主题，$DP_{i,k}$ 表示 D_i 属于主题 k 的概率，$k = 1, 2, \cdots, K$。参数设置方面，最大迭代次数设置为 200，α 和 β 设置为默认值 $1/K$，K 在 [1, 50] 范围内变化。图 1-6 绘制了主题数量与困惑度（perplexity）之间的关系。可发现，主题数量越多，困惑度越小，但过多的主题会给分析带来难度。为此,这里将主题数量 K 设置为 15,最终的主题聚类结果如表 1-1 所示,其中第二列表示每个主题包含的文章数量,后五列对应描述每个主题的前五个术语。

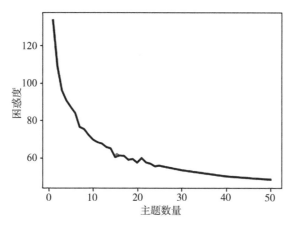

图 1-6 主题数量与困惑度的关系

表 1-1 LDA 结果

主题	数量(篇)	主题词 1	主题词 2	主题词 3	主题词 4	主题词 5
0	255	MRI	brain	magnetic resonance	classification	AD
1	121	cell	liver	cells	classification	fibrosis
2	50	nuclei	fractures	fracture	radiographs	embryo
3	73	MR	PET	MRI	magnetic resonance	correction
4	88	detection	PD	classification	localization	disc
5	128	CT	computed tomography	attenuation	bone	EEG
6	186	segmentation	vessel	abdominal	vessels	blood
7	159	nodules	chest	classification	radiographs	X ray
8	91	cardiac	coronary	quantification	heart	artery
9	127	tumor	tumors	cancer	cervical	renal
10	124	cancer	lung	prostate	classification	grading
11	159	reconstruction	registration	resolution	image quality	motion
12	170	breast	cancer	classification	ultrasound	skin

续表

主题	数量（篇）	主题词 1	主题词 2	主题词 3	主题词 4	主题词 5
13	190	classification	cancer	recognition	polyps	pathology
14	147	retinal	OCT	fundus	DR	AMD

第二步：选择代表性文献。 将中国科学院文献情报中心的期刊分区表以及领域专家的推荐作为衡量文章质量的主要标准（A2），并以作者的 H 指数、文章引用量等信息作为衡量文章质量的额外参考标准，最终从 15 个主题中筛选出 77 篇代表性文章。

第三步：建立预分类框架。 仔细阅读代表性文献（B1），将与主题相符的文章直接放入预分类框架（C）（pre-categorized framework），将与主题不相符的文章以及专家推荐的其他文章（B2）放入候选池（candidate pool）重新分类。最终，LDA 为上述 77 篇代表性文章提供了包含 15 个主题的预分类框架。通过阅读发现，大部分文章都与主题相符，如图 1-7 所示，说明 LDA 确实可以极大程度地节省读者的分析时间。

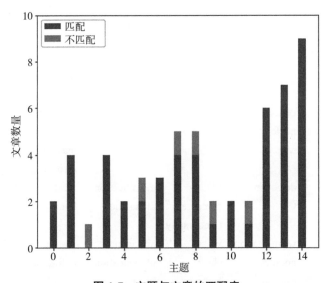

图 1-7　主题与文章的匹配度

第四步：细化预分类框架。 通过第三步的阅读，从深度学习任务的角度出发，将上述 15 个主题归纳为分类、目标检测、分割以及图像生成四大类，描述性统计结果见图 1-8。

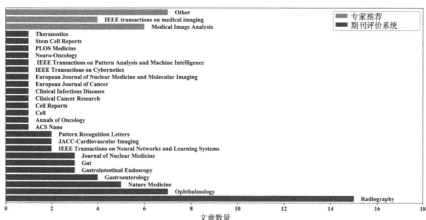

（a）发表期刊

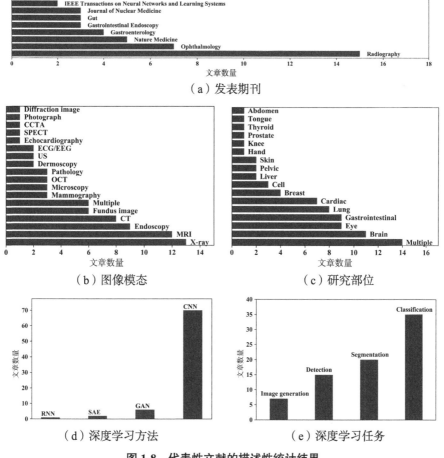

（b）图像模态   （c）研究部位

（d）深度学习方法   （e）深度学习任务

图 1-8 代表性文献的描述性统计结果

1.3 挖掘现状与关键问题

本节将上述 77 篇代表性文章作为调研对象，在分类、目标检测、分割以及图像生成四种任务的指导下，以图像模态为突破口，对深度学习在医学图像中的应用进行详细的整理与分析，并总结若干关键问题。

1.3.1 医学图像分类

表 1-2 总结了深度学习在医学图像分类（classification）中的应用，并指出所要解决的主要机器学习问题。

表 1-2　医学图像分类应用

文献	方法	模态	部位	应用	机器学习问题
Yala 等，2019	CNN	乳腺摄影	乳房	乳腺癌预测	二分类，多视角
Akselrod-Ballin 等，2019	CNN	乳腺摄影	乳房	乳腺癌预测	二分类，多视角
Lehman 等，2019	CNN	乳腺摄影	乳房	乳腺密度评估	二分类
Zech 等，2018	CNN	X 射线	肺	肺炎检测	多分类，模型泛化能力
Rajpurkar 等，2017	CNN	X 射线	肺	肺炎检测	二分类，类别不平衡
Lakhani 等，2017	CNN	X 射线	肺	肺结核分类	多分类
Irvin 等，2019	CNN	X 射线	多个	胸部疾病分类	多标签
Guan 等，2020a	CNN	X 射线	多个	胸部疾病分类	多标签
Guan 等，2020b	CNN	X 射线	多个	胸部疾病分类	多标签
Larson 等，2018	CNN	X 射线	手	骨龄估计	多分类
Anthimopoulos 等，2016	CNN	CT	肺	间质性肺炎分类	多分类
Prevedello 等，2017	CNN	CT	脑	疑似急性梗死识别	多分类
Haenssle 等，2018	CNN	皮肤镜图像	皮肤	黑色素瘤识别	二分类
Hekler 等，2019	CNN	皮肤镜图像	皮肤	皮肤病变分类	多分类

续表

文献	方法	模态	部位	应用	机器学习问题
Betancur 等, 2018	CNN	SPECT	心脏	阻塞性疾病识别	多分类
Hannun 等, 2019	CNN	ECG	心脏	心律分类	多分类, 噪声
Chriskos 等, 2019	CNN	EEG	脑	睡眠分期	多分类, 噪声, 类别不平衡
Chang 等, 2018	CNN	MRI	脑	异柠檬酸脱氢酶状态预测	多分类, 多视角
Narayana 等, 2020	CNN	MRI	脑	增强病变分类	二分类
Chen 等, 2018	CNN	内镜图像	肠胃	大肠息肉分类	二分类, 类别不平衡
Byrne 等, 2019	CNN	内镜图像	肠胃	大肠息肉分类	二分类, 类别不平衡
Ding 等, 2019	CNN	内镜图像	肠胃	小肠异常识别	多分类
Gargeya 等, 2017	CNN	眼底图像	眼	DR 识别	二分类, 模型可解释性
Li 等, 2018a	CNN	眼底图像	眼	GON 识别	二分类
Grassmann 等, 2018	CNN	眼底图像	眼	AMD 分级	多分类, 类别不平衡, 模型可解释性
Sayres 等, 2019	CNN	眼底图像	眼	DR 分级	多分类, 模型可解释性
Peng 等, 2019	CNN	眼底图像	眼	AMD 分级	多分类, 多视角, 模型可解释性
Son 等, 2020	CNN	眼底图像	眼	视网膜异常筛查	多分类, 实时预测, 模型可解释性
Hwang 等, 2019a	CNN	OCT	眼	AMD 分类	多分类, 实时预测, 模型可解释性
Kermany 等, 2018	CNN	OCT	眼	AMD 与 DR 诊断	多分类, 模型可解释性
Kusumoto 等, 2018	CNN	显微镜图像	细胞	细胞识别	二分类
Coudray 等, 2018	CNN	病理图像	肺	肺癌识别	多分类
Campanella 等, 2019	CNN, RNN	病理图像	多个	癌症识别	多示例

续表

文献	方法	模态	部位	应用	机器学习问题
Hu 等，2019	CNN	普通照片	舌头	处方构建	多标签，数据低质量
Wang 等，2019a	CNN	US	肝	肝纤维化分级	多分类，隐私保护

1.3.1.1　眼底图像与光学相干断层扫描技术

眼底图像（fundus image）和光学相干断层扫描技术（optical coherence tomography，OCT）是两种常见的视网膜疾病诊断方式。其中，OCT 图像具有无损和分辨率高的特点，主要用于黄斑区的病变检查。

Gargeya 等（2017）提出了一个识别糖尿病视网膜病变（diabetic retinopathy，DR）的两阶段模型，先利用深度学习从眼底图像中提取特征，再将特征输入决策树中学习。Sayres 等（2019）发现在深度学习算法的辅助下，专家能在不损失任何特异性的情况下获得更高的敏感性。Li 等（2018a）收集了不同临床环境下的大量彩色眼底图像，并采用 inception v3 网络对阴性和阳性的青光眼性视神经病变（glaucomatous optic neuropathy，GON）进行了识别。Grassmann 等（2018）通过随机森林集成了多个卷积神经网络（convolutional neural network，CNN），其中每个 CNN 都是基于单眼信息构建的。他们还通过加权 k 损失函数解决了年龄相关性黄斑变性（age-related macular degeneration，AMD）分级中的类别不平衡问题。Peng 等（2019）从多视角的角度模仿医生对 AMD 分级的过程，首先检测一只眼睛的个体风险因素，然后结合两只眼睛的信息实现了玻璃疣、色素和晚期 AMD 的预测。Hwang 等（2019a）结合人工智能和云计算实现了 AMD 的远程诊断，为低成本医疗服务作出了重要贡献，但也对模型的响应速度提出了更高的要求。

上述研究有力地证明了深度学习在 DR、GON 和 AMD 的诊断中具有媲美眼科医生的判别能力。事实上，临床环境中还存在更多类别的视网膜异常。为此，Son 等（2020）针对眼底图像中的 12 种视网膜异常开发了 12 个神经网络，并在内部和外部的测试集中分别获得了 96.2% ~ 99.9% 以及 94.7% ~ 98.0% 的准确率。值得注意的是，模型处理每张图像大约只需

15 ms，并且不会错误地分类任何严重程度高的病变。

以上大部分研究都尝试采用可视化的方式对深度学习这个"黑箱"进行解释。其中，热图和显著图可以突出显示模型感知到的重要区域，在视网膜的疾病筛查中得到了广泛应用（Gargeya 等，2017；Sayres 等，2019；Peng 等，2019；Hwang 等，2019a；Son 等，2020）。t 分布随机邻域嵌入（t-distributed stochastic neighbor embedding，t-SNE）通过将最后一层的高维数据转换为二维数据来进行可视化展示，在 AMD 分级中得到了应用（Peng 等，2019）。除此以外，Grassmann 等（2018）、Lee 等（2017）、Kermany 等（2018）采用遮挡测试探讨了 OCT 图像中对神经网络预测贡献最大的区域。

综上，机器学习在 OCT 或眼底图像分类中需要解决的关键问题主要包括：①类别不平衡问题带来的困扰；②多视角数据的合理利用对模型性能提升的重要性；③实时预测对模型提出的挑战；④模型解释性的缺乏带来的应用限制。

1.3.1.2　X 射线

X 射线成像是人体不同组织器官和病灶的电子密度度量影像，对人体中密度较大的组织有很好的成像效果（田娟秀等，2018；杨兆凯等，2021）。与 CT 相比，X 射线的成本低、辐射小，主要包括乳腺摄影（mammography）、胸部 X 射线（chest radiograph）、手部 X 射线等。

乳腺摄影主要用于乳腺癌的诊断，能够将患者的病死率降低20%～22%（邢家诚等，2021）。其中，乳腺密度是乳腺癌的重要风险因素（邢家诚等，2021）。传统的乳腺密度估计方式主观性强，而基于深度学习的方法可以挖掘肉眼看不到的细微信息并取得接近人类专家的性能。Lehman 等（2019）使用 ResNet（residual net）自动评估乳房密度并在临床中加以实践。事实上，医生在诊断时还会参考除图像外的多方面信息，例如患者的电子健康记录等。受此启发，部分学者从多视角的角度对乳腺癌的诊断展开研究。Akselrod-Ballin 等（2019）发现基于乳腺摄影和临床数据的多视角模型优于仅使用单视角信息训练的模型，并且能够显著减少乳腺癌的漏诊率。Yala 等（2019）利用从电子病历中提取的乳腺摄影和风险因素信息预测研究对象是否会在五年内患上乳腺癌，结果发现多视角模型比传统乳腺癌模型的效果好。

对于胸部 X 射线，Rajpurkar 等（2017）采用二分类交叉熵损失解决了肺炎检测中的类别不平衡问题。Zech 等（2018）通过构建肺炎筛查模型发现，深度学习方法可在内部数据上取得最高的泛化性能，但在外部数据上却并非如此，这意味着将训练好的 CNN 应用于临床实践时必须非常小心。Lakhani 等（2017）将放射科医生的经验知识融入深度学习，提升了肺结核分类的准确性。上述文章解决的都是多类分类问题，一张图像只有一个标签。事实上，一张图像可能包含多种疾病，此时需要解决的是多标签分类问题。CheXpert（Irvin 等，2019）和 ChestX-ray14（Wang 等，2017a）是两个著名的与胸腔疾病相关的多标签数据集，它们的标签是从放射报告中自动提取的。Guan 等（2020a、b）采用注意力机制提高了 ChestX-ray14 数据集的识别效果。

综上，机器学习在 X 射线分类中需要解决的关键问题主要包括：①多视角数据的合理利用对模型性能提升的重要性；②类别不平衡问题带来的困扰；③模型有限的泛化性能给大规模应用造成的限制；④多标签分类问题给模型训练带来的挑战；⑤专家经验与机器学习的有机融合。

1.3.1.3　内镜图像

内镜（endoscopy）检查通常会产生一段视频，能够同时获得影像和病理诊断的结果。即使对专业的内镜医师而言，它的分析难度也非常大。窄带成像（narrow band imaging，NBI）是最重要的内镜技术之一，具有远焦、近焦和正常焦三种模式。

Chen（2018）和 Byrne 等（2019）采用深度学习模型对 NBI 中正常和异常的结直肠息肉进行了区分。这类区分面临的是数据不均衡问题，Chen 等（2018）在远焦模式下对息肉进行检测，并实现了 96.3% 的敏感性与 78.1% 的特异性。Byrne 等（2019）构建了近焦和正常焦模式下的 NBI 数据集，据此建立的 CNN 实现了 94% 的准确率、83% 的特异性以及 98% 的敏感性。除了基于 NBI 的研究外，Ding 等（2019）采用 CNN 首次从胶囊内镜中检测小肠异常，并分别在每个患者和每个病变的分析中实现了 99.88%

和 99.90% 的敏感性。

综上，机器学习在内镜图像分类中需要解决的关键问题主要为图像在近焦和正常焦模式下的数据不均衡问题造成的识别难度。

1.3.1.4　病理图像

病理切片的镜检是肿瘤诊断的"金标准"。通常情况下，病理图像的尺寸都非常大，大约 470 张全切片扫描图像（whole-slide image，WSI）就能包含与整个 ImageNet 数据集等量的像素（Campanella 等，2019）。

高分辨率（几万像素 × 几万像素）使常规的深度学习方法无法进行端到端的训练（颜锐等，2022）。在多示例学习（multi-instance learning，MIL）的启发下，Campanella 等（2019）将整张图像分成若干图块。只有当所有图块均不包含肿瘤时才认定该图像为阴性，否则认定为阳性。作者采用 ResNet34 获得病理图块的特征，并通过融合顶层特征与循环神经网络（recurrent neural network，RNN）来测试模型。结果发现，病理学家只需关注前 25% 的切片就能保持 100% 的敏感性。Coudray 等（2018）采用 inception v3 对肺癌组织病理学图像分类，并在两个独立的数据集中进行了测试。结果发现，深度学习的识别结果与放射专家的性能相当。

综上，机器学习在组织病理图像分类中需要解决的关键问题为超高分辨率的图像为模型训练带来的困难。

1.3.1.5　脑电图与心电图

脑电图（electroencephalogram，EEG）和心电图（electrocardiogram，ECG）是指将电极放置在受试者头骨或胸部进行测量得到的生理信号。二者通常以"波段"的形式呈现，容易受到电极位置和噪声的影响（Faust 等，2018）。

生理信号的模态特殊，传统方法需要先经过傅里叶变换或小波分析等方式的预处理。为此，Chriskos 等（2019）基于 EEG 提出了一种新颖的睡眠分期模型。在空间信息的利用下，模型获得了比传统方法更高的准确率。作者还采用合成少类样本过采样技术（synthetic minority oversampling technique，SMOTE）增加少类样本的数量，有效缓解了数据集中的类别不平衡问题。Hannun 等（2019）以原始心电图为输入，无需信号处理就能利用深度学习算法实现 12 种心律失常的分类。事实证明，该模型对各类心律的识别均优于人类专家，且仅需 30 秒就完成诊断，具有重要的临床意义。

综上，机器学习在 EEG 与 ECG 图像分类中需要解决的关键问题主要包括：①噪声对模型性能的影响；②类别不平衡问题带来的困扰；③特殊图像模态对构建端到端的模型提出的挑战。

1.3.1.6　其他图像

对于皮肤镜图像，Hekler 等（2019）首次采用 XGBoost 集成了皮肤科专家和 CNN 的结果。结果发现，集成模型在皮肤癌分类方面的表现优于皮肤科医生。Haenssle 等（2018）将 CNN 模型与来自 13 所大学的 13 名专家和 53 名皮肤科医生的性能相比较。结果发现，这些皮肤科专家在相同特异性水平下的敏感性低于 CNN。对于 CT，Anthimopoulos 等（2016）和 Prevedello 等（2017）采用深度学习算法分别对间质性肺炎和疑似急性梗死进行了分类。对于 MRI，Narayana 等（2020）建立了一个级联网络，从切片和参与者的角度对大脑中的增强病变进行了预测。Chang 等（2018）采用残差卷积神经网络预测异柠檬酸脱氢酶的状态，结果发现该模型在附加临床信息的情况下能取得更高的准确度。

除此以外，基于显微镜图像（microscopy）、单光子发射计算机断层成像术（single-photon emission computed tomography，SPECT）、超声图像（ultrasound，US）和普通照片（photograph）的深度学习研究较少。对于显微镜图像，Kusumoto 等（2018）采用 LeNet 和 AlexNet 对内皮细胞进行了识别，发现模型的预测准确率与网络深度以及输入块的大小高度相关；对于 SPECT 心肌灌注显像，Betancur 等（2018）采用深度学习对其中的阻塞性疾病进行了识别，发现模型在相同特异性水平下能够获得比传统方法更高的敏感性；对于超声图像，Wang 等（2019a）首次将其与放射组学结合，旨在通过深度学习对肝纤维化分期。与以往的回顾性研究不同，该研究是一项前瞻性的多中心协同合作研究。需要注意的是，不同中心的合作需要在隐私保护的前提下才能开展；对于舌头图像，Hu 等（2019）将 CNN 与 LDA 相结合，旨在通过对舌头图像的学习自动构建中草药处方。特别地，这些舌头图像的质量并不高，采集自生活中的常见设备，如数码相机和智能手机等。虽然生成处方与真实处方最高精度的相似度不足50%，但该研究确实向低成本医疗服务迈出了一大步。

综上，机器学习在其他图像分类中需要解决的关键问题主要包括：①多视角数据的合理利用对模型性能提升的重要性；②隐私保护为多中心或多机构合作提供的可能性；③低质量图像给模型训练带来的困难。

1.3.2　医学图像检测

目标检测同时完成分类和定位两个任务，在训练时需要提供检测对象的类别以及对应的边界框位置。该任务的特殊性使它经常饱受数据不平衡问题的困扰，主要包括类别不平衡、尺度不平衡、空间不平衡以及优化目标不平衡（Oksuz 等，2020）。

表 1-3 总结了深度学习在医学图像检测（detection）中的应用，并指出所解决的主要机器学习问题。

表 1-3　医学图像检测应用

文献	方法	模态	部位	应用	机器学习问题
Min 等，2018	CNN	衍射图像	乳腺	细胞检测和颜色分类	实时预测
Urban 等，2018	CNN	内镜图像	肠胃	腺瘤检测	数据不平衡，实时预测
Horie 等，2019	CNN	内镜图像	肠胃	肿瘤检测	数据不平衡，实时预测
Aoki 等，2019	CNN	内镜图像	肠胃	小肠糜烂和溃疡检测	数据不平衡，实时预测
Nakagawa 等，2019	CNN	内镜图像	肠胃	肿瘤检测	数据不平衡，实时预测
Repici 等，2020	CNN	内镜图像	肠胃	结直肠肿瘤检测	数据不平衡，噪声，实时预测
Wang 等，2019b	CNN	内镜图像	肠胃	息肉和腺瘤检测	数据不平衡，实时预测
Tang 等，2018c	CNN	X 射线	多部位	胸部疾病的分类和定位	弱监督，多标签

续表

文献	方法	模态	部位	应用	机器学习问题
Wang 等，2017a	CNN	X 射线	多部位	胸部疾病的分类和定位	弱监督，多标签
Li 等，2018b	CNN	X 射线	多部位	胸部疾病的分类和定位	弱监督，多标签，多示例
Hwang 等，2019b	CNN	X 射线	肺	活动性肺结核检测	数据不平衡，隐私保护
Nam 等，2019	CNN	X 射线	肺	肺结节检测	数据不平衡，隐私保护
Ardila 等，2019	CNN	CT	肺	肺癌筛查	数据不平衡
Ghesu 等，2017	CNN	CT	多部位	解剖标志检测	实时预测
Buda 等，2019	CNN	超声图像	甲状腺	甲状腺结节检测	多任务

1.3.2.1 内镜图像

内镜的实时检测具有迫切的现实意义，它比其他普通图像的检测更具挑战性。例如，结肠镜检查的视频通常由数千帧组成，每秒包含 20 ~ 35 帧，而息肉只能在少数几帧中得到检测，这为其标注带来了极大的难度（Repici 等，2020）。漏诊率和腺瘤检出率（adenoma detection rate，ADR）是评估结肠镜息肉检测性能的常用指标，但考虑到黏膜暴露程度和清洁度会对模型性能造成一定程度的影响，往往还会引入非肿瘤切除率、撤药时间等额外指标对模型性能进行评价（Repici 等，2020；Nakagawa 等，2019）。

Urban 等（2018）借鉴了 YOLO（you only look once）的思想，以每秒 98 幅图像的检测速度首次实现了息肉的实时自动检测。日本的一个研究团队发表了三篇采用原始 SSD（single shot multibox detector）算法（Liu 等，2016）实时检测胃肠道疾病的文章。具体来说，Horie 等（2019）首次报道了 CNN 在白光和 NBI 内镜图像中检测食管癌的能力。Aoki 等（2019）的研究是第一项从无线胶囊内镜图像中自动检测糜烂和溃疡的研究。Nakagawa 等（2019）对食管鳞状细胞的侵袭深度进行检测，并实现了与经验丰富的内镜医师相媲美的性能。

综上，机器学习在内镜图像检测中需要解决的关键问题主要包括：

①数据不平衡问题带来的困扰；②黏膜暴露程度和清洁度（即数据有噪声）对模型性能的影响；③视频标注的高难度与实时检测的迫切需求为模型训练带来的严峻挑战。

1.3.2.2　其他图像

Ghesu 等（2017）引入多尺度的概念，提出了一种集成深度学习与强化学习的算法，实现了基于 CT 图像的 3D 解剖标志实时检测。Ardila 等（2019）采用两阶段方法构建了基于低剂量 CT 的肺癌筛查系统，准确率达到 94.4%，能够有效减少假阴率和假阳率。Nam 等（2019）和 Hwang 等（2019b）开发了一种基于深度学习的自动检测（deep learning-based automatic detection，DLAD）算法，致力于在胸部 X 射线中检测肺结节和活动性肺结核。这两篇文章均属于多中心研究，它们利用相同的数据集，但采用了不同的 DLAD 架构。在 Nam 等（2019）的研究中，DLAD 由 25 层卷积和 8 个残差连接构成；在 Hwang 等（2019b）的研究中，DLAD 由 27 层卷积和 12 个残差连接构成。与分类任务相比，目标检测任务的标注更困难，采用弱监督和无监督方法成为解决该问题的重要突破口（Tang 等，2018c；Wang 等，2017a；Li 等，2018b）。

对于超声图像，Buda 等（2019）采用 Faster R-CNN 提取其中的感兴趣区域（region of interest，ROI），并使用多任务 CNN 对恶性甲状腺结节进行了检测。结果发现，该算法能实现与专家媲美的敏感性和特异性，并较大多数放射科医师的表现好；对于衍射图像（diffraction image），Min 等（2018）开发了一种基于深度学习的细胞识别和颜色分类系统。该系统可以只在 CPU 上运行，图像分析的时间为传统方法的 1/400。此外，该系统无需专家干预即可完成诊断任务，对中低收入地区将产生重大影响。

综上，机器学习在其他图像检测中需要解决的关键问题主要包括：①数据不平衡问题带来的困扰；②监督信息缺乏为模型训练带来的困难；③隐私保护为多中心或多机构合作提供的可能性；④多任务学习对模型性能提升的重要性；⑤模型对高成本计算设备的依赖以及对实时预测的需求。

1.3.3 医学图像分割

表 1-4 总结了深度学习在医学图像分割（segmentation）中的应用，并指出所解决的主要机器学习问题。

表 1-4 医学图像分割应用

文献	方法	模态	部位	应用	机器学习问题
Liu 等，2018b	CNN	MRI	膝盖	软骨病变检测	多分类，多任务
Nie 等，2018	GAN	MRI	盆腔	盆腔器官分割	多分类，梯度消失和过拟合
Milletari 等，2016	CNN	MRI	前列腺	前列腺分割	二分类，类别不平衡
Chang 等，2019	CNN	MRI	脑	肿瘤分割	二分类
Kamnitsas 等，2017	CNN	MRI	脑	脑病变分割	多任务，类别不平衡
Dubost 等，2020	CNN	MRI	脑	心室分割	隐私保护
Havaei 等，2017	CNN	MRI	脑	脑肿瘤分割	多分类，多任务
Tao 等，2019a	CNN	MRI	心脏	左心室分割	隐私保护
Zhang 等，2019	LSTM, SAE	MRI	心脏	左心室分割	二分类
Luo 等，2020	CNN	MRI	心脏	双心室分割	多分类，多任务
Baskaran 等，2020	CNN	CT	心脏	心脏分割和量化	二分类，隐私保护
Choi 等，2018b	CNN	CT	肝	肝纤维化分级	多分类，多任务，类别不平衡
Roy 等，2020	CNN	CT	多个	器官分割	少样本学习
van Velzen 等，2020	CNN	CT	多个	冠状动脉与胸主动脉钙化定量	多分类，多任务，模型泛化能力
Chen 等，2020	GAN	MRI, CT	多个	无监督跨模态域适应	领域自适应
Dong 等，2020	GAN	超声心动图	心脏	左心室分割	多视角
Falk 等，2019	CNN	显微镜图像	细胞	细胞计数	领域自适应

续表

文献	方法	模态	部位	应用	机器学习问题
Ronneberger 等，2015	CNN	显微镜图像	细胞	神经元结构分割	二分类，类别不平衡
Saltz 等，2018	CNN	病理图像	多个	淋巴细胞和坏死鉴别	多分类
Schlegl 等，2018	CNN	OCT	眼	IRC 和 SRF 定量	多分类

1.3.3.1　MRI

MRI 具有出色的高分辨率软组织对比度，可以从多个视角（例如水平、冠状和矢状）展示病变。不同于 CT 和 X 射线，MRI 不含对比剂，不会使人体受到电离辐射的损伤。

对于心脏区域，左心室分割是最受欢迎的研究话题。Zhang 等（2019）使用 Zeiler 和 Fergus 模型从 MRI 中定位左心室，并通过长短记忆（long short term memory，LSTM）网络与堆叠自动编码器（stacked auto-encoder，SAE）网络对心肌梗死进行了预测。Dong 等（2020）构建了基于 V-Net 的 3D 条件生成对抗网络（conditional generative adversarial network，cGAN），首次解决了 3D 超声心动图中的左心室分割问题。Luo 等（2020）提出了一个对双心室进行分割的多任务框架。与单任务相比，多任务学习可以充分利用不同任务间的交互信息，有助于模型性能的提升。上述思想在医学图像翻译（Eslami 等，2020）和无监督域自适应的分割任务（Chen 等，2020）中也得到了应用。前述研究大多是基于单一供应商或单一中心数据构建的模型，它们的真实泛化能力有待商榷。为此，Tao 等（2019a）采用 U-Net 对来自多中心和多供应商的 MRI 进行了左心室实时分割。类似的研究还包括 Baskaran 等（2020）和 Dubost 等（2020）的研究。需要注意的是，不同中心或机构可能会出于隐私的考虑不愿意共享自己的数据，这为多中心的研究提出了挑战。

对于脑区域，3D U-Net 被广泛应用于肿瘤分割（Chang 等，2019）和脑室分割（Dubost 等，2020）中。Kamnitsas 等（2017）和 Havaei 等（2017）

使用全局和局部信息构建了双分支（多流）CNN，能够更加关注图像中的细节信息，有助于提升模型的分割性能。

对于身体的其他区域，Milletari 等（2016）提出了 DICE 损失函数，能够有效应对二元分割中的类别不平衡问题。Nie 等（2018）基于带洞卷积、空间变化卷积以及对抗性学习开发了一个对盆腔器官进行分割的深度学习网络。作者使用随机残差单元代替了全卷积神经网络（fully convolutional network，FCN）中的普通卷积层，并提出采用长短跳跃连接来应对梯度消失和过拟合的问题。Liu 等（2018b）构建了一个级联网络，第一个 CNN 使用 U-Net 提取膝关节中的软组织和骨骼，第二个 CNN 采用 VGG16 对软骨病变进行检测。事实上，该级联网络通常出现在分类与分割相结合的任务中，由一个分割 CNN 与一个分类 CNN 构成，其中分割 CNN 的输出是分类 CNN 的输入。目前，这种多任务架构已在软骨病变检测（Liu 等，2018b）、肝纤维化分期（Choi 等，2018b）、冠状动脉与胸主动脉钙化定量（van Velzen 等，2020）中得到应用，并取得了优异的性能。

综上，机器学习在 MRI 分割中需要解决的关键问题主要包括：①多任务学习对模型性能提升的重要性；②隐私保护为多中心或多机构合作提供的可能性；③类别不平衡问题带来的困扰；④梯度消失与过拟合问题给模型训练带来的困难。

1.3.3.2　其他图像

对于 CT，Roy 等（2020）提出了一种包含"挤压和刺激"（squeeze & excitation）块的少样本学习（few-shot learning）分割框架；Chen 等（2020）通过图像和特征对齐实现了 MRI 和 CT 图像之间的双向跨模态自适应，旨在解决标注数据有限的问题。此外，为考察深度学习模型的稳健性，van Velzen 等（2020）检验了模型在不同 CT 中的适应性，Choi 等（2018b）采用回归模型探索了患者特征与 CT 技术对深度学习性能的影响。对于 OCT，视网膜内囊状液（intraretinal cystoid fuid，IRC）和视网膜下液（subretina fuid，SRF）是与黄斑疾病治疗高度相关的两种生物标志物。以往的 OCT 研究仅限于单一疾病的检测，忽略了 IRC 与 SRF 之间的区别。Schlegl 等（2018）采用编码器 – 解码器（encoder-decoder）网络对 IRC 和 SRF 进行逐像素分割，在 6 组临床环境中实现了黄斑液的自动量化。对于组织病理图像，Saltz 等（2018）结合专家反馈分割坏死区域。对于显微镜图像，Falk 等（2019）利用 U-Net（Ronneberger 等，2015）对细胞进行分割。此外，作者开发了一个通用的插件，用户仅需提供 1 ～ 2 个标注图像就能使模型适应新的数据和新的任务，有效解决了常规深度学习方法需要大量人工标注的问题。

综上，机器学习在其他图像分割中需要解决的关键问题主要包括：①少样本学习为模型训练带来的困难；②领域自适应对解决某些领域标注数据有限的问题的重要性。

1.3.4 医学图像生成

表 1-5 总结了深度学习在医学图像生成（image generation）中的应用，并指出所解决的主要机器学习问题。特别指出，这里的图像生成包括图像平移、图像去噪、图像重建、图像衰减校正以及狭义的图像生成等，与 PET（positron emission computed tomography）、CT 和 MRI 高度相关。

表 1-5 医学图像生成应用

文献	方法	模态	部位	应用	机器学习问题
Yang 等，2018	GAN	CT	腹部	LDCT 去噪和重建	噪声
Hwang 等，2018	CNN	PET, CT	脑	图像衰减矫正	噪声
Choi 等，2018a	GAN	MRI, PET	脑	图像生成	视角不完整，无监督
Liu 等，2018a	CNN	MRI, PET, CT	脑	图像衰减矫正	多分类
Torrado-Carvajal 等，2019	CNN	MRI, PET, CT	盆腔	伪 CT 合成	多分类
Cui 等，2019a	CNN	MRI, PET, CT	多个	图像去噪	噪声
Eslami 等，2020	GAN	X 射线	多个	图像翻译	多任务

CT 和 MRI 可以提供丰富的解剖结构信息与高分辨率的软组织对比信息，但缺乏对组织代谢的详细描述，而 PET 正好相反。PET/MRI 和 PET/CT 是同时结合解剖成像以及功能成像优点的先进医学影像技术。然而，

在 PET 成像过程中，γ 射线会减弱，进而影响放射性药物的定量。基于此，有学者将深度学习用于 PET 的衰减校正中。最常见的衰减校正方法包括基于 CT 的衰减校正（CT-based attenuation correction，CTAC）和基于 MR 的衰减校正（MR-based attenuation correction，MRAC）。CTAC 可以直接使用 CT 值对 γ 射线进行衰减矫正，相比之下，采用地图集方法和组织分割方法的 MRAC 更具挑战。基于地图集的方法通常要求每个受试者的解剖结构基本正常，这在临床实践中通常不能满足。相比之下，组织分割方法更受欢迎，其步骤大致可概括为：①组织分割和伪 CT 生成；②将伪 CT 转化为衰减系数图（μ-map）；③PET 重建。深度学习通常在第一步得到应用。Liu 等（2018a）基于卷积自动编码器网络从 MRI 中分割出空气、骨骼和软组织，生成每个伪 CT 仅需 0.5 分钟。类似地，Torrado-Carvajal 等（2019）从 MRI 中分割出脂肪、骨骼和软组织，并通过一种新颖的编码器 – 解码器网络生成伪 CT。

前述的 MRAC 研究属于监督学习，对解剖谱图（如 MRI）的依赖性强。在临床实践中，并非所有受试者都同时拥有 MRI 和 PET。解剖信息的缺乏可能会影响 PET 的定量分析。基于此，Choi 等（2018a）采用生成对抗网络（generative adversarial network，GAN）从 PET 直接生成 MRI，并在淀粉样蛋白负荷的量化中得到了成功应用。

不容忽视的是，MRAC 可能会对 μ 值的估计产生影响。为此，衰减和活动的最大似然重建（maximum likelihood reconstruction of activity and attenuation，MLAA）算法应运而生。它不再依赖 CT 或 MRI，仅使用发射数据中包含的组织衰减信息就能对 PET 进行衰减校正。然而，MLAA 通常会受到串扰伪影、收敛速度慢等因素的困扰。基于此，Hwang 等（2018）设计了三种不同的 CNN 对图像去噪。类似地，Cui 等（2019a）受到 cGAN 的启发，将同一患者的 CT/MRI 作为先验信息提供给深度神经网络，成功达到了对 PET 去噪的目的，该思想也适用于图像翻译（Eslami 等，2020）。此外，随着 CT 的应用越来越广泛，人们开始担心它的辐射剂量，而低剂量 CT（low-dose CT，LDCT）又会带来更多的噪声和伪影。为此，如何从 LDCT 重建高质量的图像成为研究者们关注的话题（Yang 等，2018）。

综上，机器学习在图像生成中需要解决的关键问题主要包括：①视角不完整或监督信息缺乏为模型训练带来的困难；②噪声、伪影等因素对模型性能的影响。

1.3.5　关键问题

通过上述分析可知，基于医疗图像的深度学习在某些问题上已经取得了接近甚至超越人类专家的性能，但这并不意味着深度学习从此可以取代医学专家。事实上，深度学习方法与医学专家判断是相辅相成的。已有研究表明，医学专家在深度学习模型的辅助下可以获得比常规分析更好的性能（Ding 等，2019；Sayres 等，2019）。然而，由于医疗领域的特殊性，深度学习方法还需要更多的实验论证才能得到患者和医学界的全面认可。整体来看，医疗大数据中的机器学习问题包括二分类、多分类、多视角、多示例、多标签、多任务等，它们在医疗实际场景中常常面临数据标注困难、数据视角不完整、数据类别不平衡、模型泛化能力不强、医疗资源分配不均匀、模型可解释性差、数据隐私要求强等关键问题，其分布如图1-9所示。

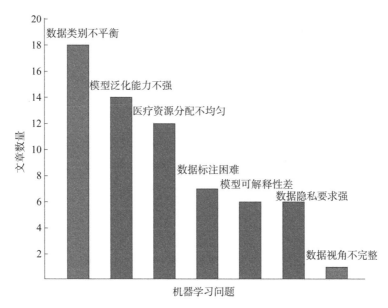

图 1-9　机器学习在医学图像中的关键问题

（1）**数据类别不平衡**：类别不平衡现象在医疗领域中经常出现（Grassmann 等，2018）。例如，患癌样本的数量通常远小于不患癌样本的数量。一般方法在处理这类数据时总是会向数量多的类别偏倚。为解决该问题，可使用采样、代价敏感学习或者集成学习等。

（2）**模型泛化能力不强**：不同医疗机构面向的患者群体不同，数据的存储格式也有所差异，使得建立在单一医疗机构数据上的模型难以应用于其他机构。为此，可采用 Wang 等（2019a）和 Tao 等（2019a）的做法，利用多机构或多中心的数据建立模型。然而，不同医疗机构或中心出于隐私保护的目的往往不愿意共享数据。为提升模型性能，可以像 Cui 等（2019a）一样为训练数据提供额外的先验信息，或者像 Luo 等（2020）一样采用多任务的学习方式，也可参考 Akselrod-Ballin 等（2019）和 Yala 等（2019）的做法，从多个角度描述患者的基本情况，并采用多视角学习方法进行模型训练。

（3）**医疗资源分配不均匀**：首先，经济欠发达地区可能缺少昂贵的专业图像采集设备，根据一般图像进行医疗诊断（Hu 等，2019）成为一项值得研究的课题。其次，深度学习方法通常依赖于强大的计算机硬件，如何在个人计算机或移动设备上部署深度学习模型成为一个亟待解决的问题。最后，不同地区的医师经验水平差异很大。一些已开发的系统，如人工智能衍射分析系统（Min 等，2018），允许技能较低的医务人员使用，并且能够以低成本实现对医学图像的分析。目前，Urban 等（2018）、Horie 等（2019）、Aoki 等（2019）、Nakagawa 等（2019）的研究已经具备了对病变进行实时检测的能力，为远程诊断提供了强有力的支持。此外，云计算、5G 等技术的成熟也促进了远程实时诊断的发展。例如，已有研究（Falk 等，2019；Hwang 等，2019a）将云计算和人工智能结合，能够自动分析用户上传的图像，为远程医疗提供了有效的解决方案。

（4）**数据标注困难**：上述大部分研究属于监督学习，在训练时需要提供图像、边界框或每个像素的标签。然而，现实中有标签的数据十分有限，但深度学习又需要依赖大量的训练数据，对这些数据进行标注是一项特别艰巨的任务。特别地，与自然图像的众包标注方式相比，医学图像的标注对专家经验的要求非常高，一旦误标注就可能带来非常严重的后果。为了打破标注数据有限的瓶颈，可采用数据增强方法、弱监督学习方法、自监督学习方法，以及预训练策略、领域自适应、少样本学习等迁移学习方法。

（5）**模型可解释性差**：深度学习模型是一个典型的"黑箱"，人们不知道它为什么具有这么好的性能（张长水，2013），因此在分析医疗图像时往往需要专家对模型结果进行医学解读。为增强模型的可解释性，一方面可以对特征进行可视化（Gargeya 等，2017；Sayres 等，2019；Peng 等，2019；Hwang 等，2019a；Son 等，2020；Grassmann 等，2018），另一方面可从因果推断、知识图谱等前沿的研究方向中寻找突破口（雷霞等，2022）。

（6）**数据隐私要求强**：医疗是一个高度专业且敏感的领域，隐私保护是深度学习模型被医生和患者接纳的首要前提。如前所述，不同医疗机构之间的合作出于隐私保护的目的而受到诸多限制。为打破不同机构"数据孤岛"的现象，可采用谷歌提出的联邦学习（McMahan 等，2017；Kairouz 等，2021）进行解决。

（7）**数据视角不完整**：在医疗领域，同一个患者的病情往往可以从文本、图像等多个视角进行描述。如前所述，基于多视角数据的学习有助于模型性能的提升（Akselrod-Ballin 等，2019；Yala 等，2019），但并非所有患者都具有多个视角的数据。例如，在衰减校正中，尽管 PET/MRI 和 PET/CT 是先进的医学影像诊断技术，但其昂贵的价格使大部分患者只具有 PET、MRI、CT 中的部分影像。基于此，利用视角不完整的数据进行多视角学习成为一个意义重大但充满挑战的研究话题。

综上，深度学习在医学图像中的应用还存在诸多亟待解决的问题。鉴于深度学习以及医学图像在机器学习和医疗大数据中的支配地位，可认为上述挑战也是机器学习在医疗大数据挖掘中面临的关键问题。

第 2 章

机器学习问题

本章介绍第1章所总结的医疗大数据挖掘中常见的机器学习问题，主要以分类问题为例，给出明确的数学定义。为便于理解，同时提供每类问题的示意图及医疗应用实例。

2.1 二分类问题

定义 给定训练集

$$T = \{(x_1, y_1), \cdots, (x_m, y_m)\} \in (R^n \times \mathcal{Y})^m, \qquad (2\text{-}1)$$

其中 $x_i \in R^n$ 是输入（特征），$y_i \in \mathcal{Y} = \{+1, -1\}$ 是输出（标签），$i = 1, \cdots, m$。二分类问题是根据训练集（2-1）寻找一个决策函数 $f(x): R^n \to \mathcal{Y}$ 以推断任一输入 x 对应的输出 y。

二分类问题给定的数据集示意图如图 2-1 所示。

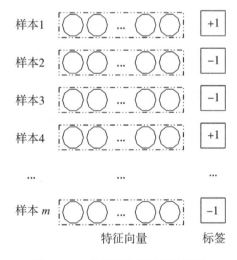

图 2-1 二分类问题数据集示意图

28

例 1：皮肤病（黑色素瘤）诊断。皮肤镜图像对应的特征向量为输入，黑色素瘤（正标签）和良性痣（负标签）为输出（Haenssle 等，2018）。

2.2　多分类问题

定义　给定训练集

$$T = \{(x_1, y_1), \cdots, (x_m, y_m)\} \in (R^n \times \mathcal{Y})^m, \tag{2-2}$$

其中 $x_i \in R^n$ 是输入，$y_i \in \mathcal{Y} = \{1, 2, \cdots, C\}$ 是输出，$i = 1, \cdots, m$。多分类问题是根据训练集（2-2）寻找一个决策函数 $f(x) : R^n \to \mathcal{Y}$ 以推断任一输入 x 对应的输出 y。当输出的分布不均衡时，称为类别不平衡问题。

多分类问题给定的数据集示意图如图 2-2 所示。

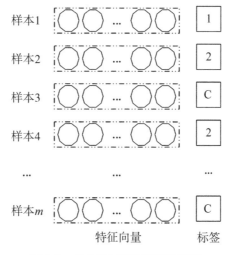

图 2-2　多分类问题数据集示意图

例 2：间质性肺炎分类。胸部 CT 对应的特征向量为输入，健康（healthy）、磨玻璃影（ground glass opacity）、微结节（micronodules）、实变（consolidation）、网格影（reticulation）、蜂窝影（honeycombing）为输出，一个输入对应一个输出（Anthimopoulos 等，2016）。

2.3 多标签分类问题

定义 给定训练集

$$T = \{(x_1, y_1), \cdots, (x_m, y_m)\} \in (R^n \times \mathcal{Y})^m, \qquad (2\text{-}3)$$

其中 $x_i \in R^n$ 是输入，$y_i = (y_{i1}, y_{i2}, \cdots, y_{il}) \in \mathcal{Y} = \{+1, -1\}^l$ 是输出，$i = 1, 2, \cdots,$ m。事实上，y_i 是一个 l 维向量，$y_{ij} = +1$（或 -1）代表第 i 个实例对于第 j 个标签是相关的（或无关的）。多标签分类问题是根据训练集（2-3）寻找 R^n 空间上的一个决策函数 $f(x)\colon R^n \to \mathcal{Y}$ 以推断任一输入 x 对应的输出 y。

多标签分类问题给定的数据集示意图如图 2-3 所示。

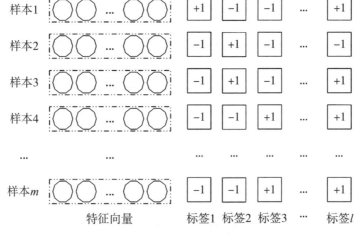

图 2-3 多标签分类问题数据集示意图

例 3：胸部疾病的分类。胸部 X 射线对应的特征向量为输入，肺不张（atelectasis）、心脏肥大（cardiomegaly）、积液（effusion）、浸润（infiltration）、肿块（mass）、结节（nodule）、肺炎（pneumonia）、气胸（pneumathorax）为输出，一个输入对应多个输出（Wang 等，2017a）。

2.4　多视角分类问题

下面以二分类任务为例给出多视角分类问题的定义。

定义　给定训练集

$$T = \{(x_1^1, x_1^2, \cdots, x_1^V, y_1), \cdots, (x_m^1, x_m^2, \cdots, x_m^V, y_m)\}$$
$$\in (R^{n_1} \times R^{n_2} \times \cdots \times R^{n_V} \times \mathcal{Y})^m,$$

（2-4）

其中 $x_i^v \in R^{n_v}$ 是第 i 个训练点的视角 v 的输入，$n_1 + n_2 + \cdots + n_V = n$，$y_i \in \mathcal{Y} = \{+1, -1\}$ 是输出，$i = 1, \cdots, m$。多视角分类问题是根据训练集（2-4）寻找以多视角输入 $x = (x^1, x^2, \cdots, x^V) \in R^n$ 为变量的决策函数 $f(x): R^n \to \mathcal{Y}$ 以推断任一输入 x 对应的输出 y。

多视角分类问题给定的数据集示意图如图 2-4 所示。

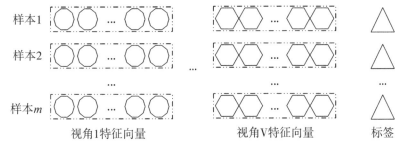

图 2-4　多视角分类问题数据集示意图

例 4：乳腺癌预测。乳腺癌的传统风险因素对应的特征向量为视角 1 的输入，乳腺摄影对应的特征向量为视角 2 的输入，五年内患癌（正标签）和不患癌（负标签）为输出（Yala 等，2019）。

2.5　多示例分类问题

下面以二分类任务为例给出多示例分类问题的定义。先引入示例与包的概念。

示例（instance）　规定点 $x \in R^n$ 为一个示例，它对应一个类别标签

$y \in \{+1, -1\}$。若 $y = +1$ 则表示该示例是正示例，若 $y = -1$ 则表示该示例是负示例。

包（bag） 规定有限个示例的集合 $\mathcal{X} = (x_1, \cdots, x_m)$ 为一个包，它对应一个类别标签 $\mathcal{Y} \in \{+1, -1\}$，其中 x_j 是包 $\mathcal{X}$ 的第 j 个示例，$j = 1, \cdots, m$，m 为包 $\mathcal{X}$ 包含的示例个数。若 $\mathcal{Y} = +1$ 则表示该包是正包，若 $\mathcal{Y} = -1$ 则表示该包是负包。

定义 给定训练集

$$T = \{(\mathcal{X}_1, \mathcal{Y}_1), \cdots, (\mathcal{X}_m, \mathcal{Y}_m)\}, \tag{2-5}$$

其中 $\mathcal{X}_i = \{x_{i1}, \cdots, x_{im_i}\}$ 是输入，它是 R^n 空间上有限个点组成的集合，$x_{ij} \in R^n$，$\mathcal{Y}_i \in \{+1, -1\}$ 是输出，$i = 1, \cdots, m$，$j = 1, \cdots, m_i$。当 $\mathcal{Y}_i = +1$ 时，$(\mathcal{X}_i, \mathcal{Y}_i)$ 表示正包 $\mathcal{X}_i = \{x_{i1}, \cdots, x_{im_i}\}$ 中至少有一个示例 x_{ij} 为正示例；当 $\mathcal{Y}_i = -1$ 时，$(\mathcal{X}_i, \mathcal{Y}_i)$ 表示负包 $\mathcal{X}_i = \{x_{i1}, \cdots, x_{im_i}\}$ 中所有的示例 x_{ij} 为负示例。多示例分类问题是根据训练集（2-5）寻找一个决策函数 $f(x)$ 以推断任一输入示例 x 对应的输出 y。进一步，可通过 $f(x)$ 推断任意一个包 $\mathcal{X}$ 的类别 $\mathcal{Y}$。

多示例分类问题给定的数据集示意图如图 2-5 所示。

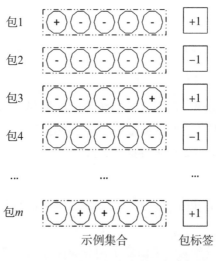

图 2-5 多示例分类问题数据集示意图

例 5：癌症识别。每张组织切片对应一个包，由若干个亚区域（示例）的集合构成。若所有亚区域都被判定为非肿瘤，则认为整个组织切片来源于非肿瘤样本（负包）；只要有一个亚区域被判定为肿瘤，则认为整个组织切片来源于肿瘤样本（正包）（Campanella 等，2019）。

2.6 多任务分类问题

下面以二分类任务为例给出多任务分类问题的定义。

定义 给定 K 项任务对应的 K 个训练集 $\{T_k\}_{k=1}^{K}$，其中第 k 个任务训练集 T_k 为

$$T_k = \{(x_{k1}, y_{k1}), \cdots, (x_{km_k}, y_{km_k})\} \in (R^{n_k} \times \mathcal{Y})^{m_k}, \qquad (2\text{-}6)$$

其中 (x_{ki}, y_{ki}) 为第 k 个任务的第 i 个训练样本，$x_{ki} \in R^{n_k}$ 是输入，$y_{ki} \in \mathcal{Y} = \{+1, -1\}$ 是输出，$i = 1, \cdots, m_k$。多任务分类问题是根据训练集 $(T_1, \cdots, T_K)$ 寻找决策函数 $(f_1(x_1), \cdots, f_K(x_K))$ 以推断输入 $(x_1, \cdots, x_K)$ 对应的输出 $(y_1, \cdots, y_K)$。

多任务分类问题给定的数据集示意图如图 2-6 所示。

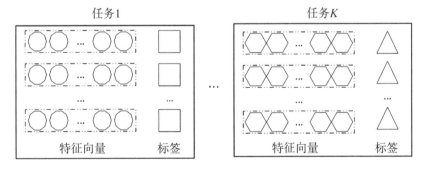

图 2-6 多任务分类问题数据集示意图

例 6：双心室分割与面积指数估计。二维的心血管磁共振成像（cardiovascular magnetic resonance，CMR）对应的特征向量为输入，双心室分割为任务 1 的输出，面积指数估计为任务 2 的输出（Luo 等，2020）。

2.7 迁移学习问题

第 1 章中提及的少样本学习和领域自适应学习都属于迁移学习的研究分支。下面以二分类任务为例给出迁移学习问题的定义。

定义 给定源域数据集

$$T_s = \{(x_{s1}, y_{s1}), \cdots, (x_{sm_s}, y_{sm_s})\} \in (R^{n_s} \times \mathcal{Y})^{m_s} \tag{2-7}$$

和目标域数据集

$$T_t = \{x_{t1}, \cdots, x_{tm_t}\}, \tag{2-8}$$

其中 (x_{si}, y_{si}) 为源域的第 i 个样本, $x_{si} \in R^{n_s}$ 是源域的输入, $y_{si} \in \mathcal{Y} = \{+1, -1\}$ 是源域的输出, $i = 1, \cdots, m_s$, x_{tj} 为目标域的第 j 个样本, $j = 1, \cdots, m_t$。迁移学习问题是根据源域数据集（2-7）和目标域数据集（2-8）寻找决策函数 $f(x_t)$ 以推断目标域任一输入 x_t 对应的输出 y_t。

迁移学习问题给定的数据集示意图如图 2-7 所示。

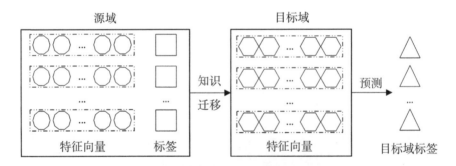

图 2-7 迁移学习问题数据集示意图

例 7：细胞计数。大量公开和自有的显微镜图像为源域数据，用户提供的无标注图像或少量标注图像为目标域数据（Falk 等，2019）。

2.8 弱监督分类问题

在弱监督分类问题中半监督分类问题是最重要分支之一。下面以二分类任务为例给出半监督分类问题的定义。

定义 给定训练集

$$T = \{(x_1, y_1), \cdots, (x_m, y_m)\} \cup \{x_{m+1}, \cdots, x_{m+q}\},\qquad(2\text{-}9)$$

其中 $x_i \in R^n$, $i = 1, \cdots, m + q$, $y_i \in \mathcal{Y} = \{+1, -1\}$, $i = 1, \cdots, m$。半监督分类问题是根据训练集（2-9）寻找 $x_{m+1}, \cdots, x_{m+q}$ 对应的输出 $y_{m+1}, \cdots, y_{m+q}$ 以及决策函数 $f(x) : R^n \to \mathcal{Y}$ 以推断任一输入 x 对应的输出 y。

半监督分类问题给定的数据集示意图如图 2-8 所示。图中无标签的部分亦可用弱标签替代。

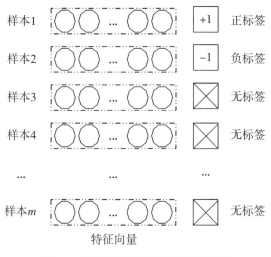

图 2-8　半监督分类问题数据集示意图

例 8：胸部疾病的定位。胸部 X 射线对应的特征向量为输入，图片级别的疾病标签（粗粒度标签）为弱监督信息，疾病的位置定位（细粒度标签）为输出（Tang 等，2018c）。

2.9 数据生成问题

定义 给定训练集

$$T = \{x_1, \cdots, x_m\},\qquad(2\text{-}10)$$

其中 $x_i \in R^n$ 是输入。数据生成问题是根据训练集（2-10）寻找一个概率密度函数 $\tilde{P}(x)$，使其逼近训练集真实但未知的概率密度函数 $P(x)$，并使用

$\tilde{P}(x)$ 生成新的数据。

数据生成问题给定的数据集示意图如图 2-9 所示。

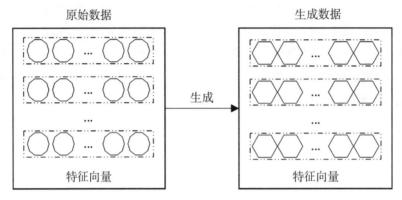

图 2-9　数据生成问题数据集示意图

例 9：淀粉样蛋白负荷的量化。PET 为原始数据，MRI 为生成的数据（Choi 等，2018a）。

第 3 章

机器学习方法

本章主要关注对应第 2 章问题的机器学习方法，包括传统机器学习方法 k 近邻、朴素贝叶斯、决策树、随机森林、自适应增强、支持向量机，以及深度学习方法：CNN、RNN 和 GAN。

3.1　传统机器学习方法

机器学习是通过计算机程序从历史数据中挖掘某种规律并用于解决实际问题的一门学科（周志华，2016）。根据训练数据是否有标签，它可分为有监督学习、半监督学习及无监督学习，其中分类算法是监督学习的典型代表。由于本书的研究问题均属于分类问题，这里主要介绍常见的机器学习分类算法。

3.1.1　k 近邻

k 近邻的主要思想是将离某个测试样本最近的 k 个训练样本作为该样本的 k 个邻居，利用多数投票法，将这 k 个样本中出现次数最多的类别作为该样本的预测标签。其中，样本间的距离可采用欧氏距离、曼哈顿距离、汉明距离等方式度量。在实际操作中，k 的取值非常关键，不同的 k 可能造成不同的分类结果。如图 3-1 所示，当 $k = 3$ 时，测试样本被判定为类别 1；当 $k = 5$ 时，测试样本被判定为类别 2。

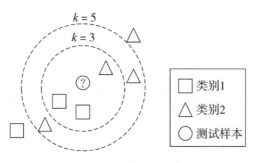

图 3-1　*k* 近邻示意图

3.1.2　朴素贝叶斯

朴素贝叶斯假设样本的每个特征是条件独立的，即

$$P(x|y) = P(x^{(1)}|y) \times P(x^{(2)}|y) \times \cdots \times P(x^{(n)}|y) = \prod_{i=1}^{n} P(x^{(i)}|y),$$

其中 $x \in \mathcal{X}$ 为输入，$x^{(i)}$ 为第 i 个输入特征，$y \in \mathcal{Y}$ 为标签。

朴素贝叶斯算法的目标在于对给定样本 x，求它属于类别 y 的后验概率

$$P(y|x) = \frac{P(x|y)P(y)}{P(x)}, \tag{3-1}$$

其中 $P(x)$ 为先验概率，对于给定的数据集，它通常是固定的，于是（3-1）转化为求解

$$P(x|y)P(y) = p(y)\prod_{i=1}^{n} P(x^{(i)}|y). \tag{3-2}$$

对一个新来的样本，其标签由 $\arg\max\limits_{y \in \mathcal{Y}} p(y)\prod_{i=1}^{n} P(x^{(i)}|y)$ 决定。

下面以表 3-1 所示的心脏病训练数据集和表 3-2 所示的心脏病测试数据集为例，对朴素贝叶斯算法的求解流程进行说明。

表 3-1 心脏病训练数据集

序号	血液循环	阻塞	胸痛	患病	序号	血液循环	阻塞	胸痛	患病
1	好	是	是	是	12	好	否	否	否
2	不好	否	否	是	13	好	是	是	是
3	好	否	是	是	14	不好	是	是	是
4	不好	是	否	是	15	好	是	否	是
5	好	否	是	是	16	不好	是	否	是
6	好	是	否	是	17	好	否	是	否
7	好	否	否	是	18	好	是	是	是
8	好	是	是	是	19	不好	是	是	是
9	不好	是	否	是	20	不好	否	是	是
10	不好	否	是	是	21	好	否	否	否
11	好	否	否	否	22	好	否	是	是

表 3-2 心脏病测试数据集

序号	血液循环	阻塞	胸痛	患病
1	好	是	否	?

首先，求解患病样本和不患病样本的类别先验概率，可以得到

$$P(\text{患病}=\text{是})=\frac{15}{22};\ P(\text{患病}=\text{否})=\frac{7}{22}.$$

然后，根据式（3-2）求解每个特征对应的条件概率，于是有

$$P(\text{血液循环}=\text{好}|\text{患病}=\text{是})=\frac{7}{15};\ P(\text{阻塞}=\text{是}|\text{患病}=\text{是})=\frac{10}{15};$$

$$P(\text{胸痛}=\text{否}|\text{患病}=\text{是})=\frac{6}{15};\ P(\text{血液循环}=\text{好}|\text{患病}=\text{否})=\frac{7}{7};$$

$$P(\text{阻塞}=\text{是}|\text{患病}=\text{否})=\frac{0}{7};\ P(\text{胸痛}=\text{否}|\text{患病}=\text{否})=\frac{7}{7}.$$

最后，分别求解测试样本 1 患病和不患病的概率，有

$$P(\text{患病}=\text{是})\times P(\text{血液循环}=\text{好}|\text{患病}=\text{是})\times P(\text{阻塞}=\text{是}|\text{患病}=\text{是})\times$$

$$P(\text{胸痛}=\text{否}|\text{患病}=\text{是})=\frac{15}{22}\times\frac{7}{15}\times\frac{10}{15}\times\frac{6}{15}\approx0.08;$$

$$P(\text{患病}=\text{否})\times P(\text{血液循环}=\text{好}|\text{患病}=\text{否})\times P(\text{阻塞}=\text{是}|\text{患病}=\text{否})\times$$

$$P(\text{胸痛}=\text{否}\,|\,\text{患病}=\text{否})=\frac{7}{22}\times\frac{7}{7}\times\frac{0}{7}\times\frac{7}{7}\approx 0.$$

由于 0.08 > 0，因此认定测试样本 1 患病。

3.1.3　决策树

决策树是通过一系列规则对数据进行分类的一类方法，决策树示意图如图 3-2 所示，其核心在于如何选择最优划分特征。

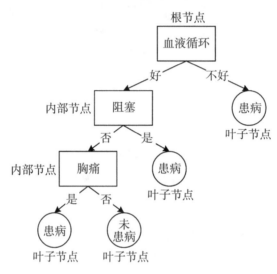

图 3-2　决策树示意图

Quinlan（1979，1986）根据信息增益（information gain）最大化的原则选择最优特征，并据此提出了经典的 ID3 算法。信息增益建立在信息熵的概念基础上，信息熵用来度量样本集合的信息不确定程度，定义为

$$\text{En}(S) = -\sum_{i=1}^{m} p_i \log_2 p_i, \tag{3-3}$$

其中 S 表示样本集合，$\text{En}(S)$ 越小，意味着 S 包含的不确定性越小，信息的纯度越高。信息增益定义为

$$\text{Gain}(S, x) = \text{En}(S) - \sum_{v=1}^{V} \frac{m_v}{m}\text{En}(S_v), \tag{3-4}$$

其中特征 x 有 V 种可能的取值，m_v 表示第 v 种取值对应的样本个数，S_v 为这些样本组成的集合 $(m = m_1 + m_2 + \cdots + m_V)$。

式（3-4）定义的信息增益准则会使模型向取值数目多的属性偏倚，Quinlan（1993）采用信息增益率

$$\text{Gain-ratio}(S,\ x)\ =\ \frac{\text{Gain}(S,\ x)}{-\sum\limits_{v=1}^{V}\frac{m_v}{m}\log_2\frac{m_v}{m}} \qquad (3\text{-}5)$$

对其改进，并提出了 C4.5 算法。

与上述算法不同，Breiman 等（1984）提出的 CART（classification and regression trees）算法采用基尼系数

$$\text{Gini-idx}(S,\ x)\ =\ \sum_{v=1}^{V}\frac{m_v}{m}\left(1-\sum_{i=1}^{m_v}p_i^2\right) \qquad (3\text{-}6)$$

进行特征选择。其中 $\left(1-\sum\limits_{i=1}^{m_v}p_i^2\right)$ 为基尼值，用来度量从 S_v 中随机抽取的两个样本标签不一致的概率。基尼值越小，意味着 S_v 包含的信息纯度越高。特别地，基于 CART 算法构建的决策树的每个节点只有两个分支。

3.1.4 随机森林

随机森林（Breiman，2001）是由多棵决策树组合得到的集成模型，随机森林示意图如图 3-3 所示。它是 Bagging 集成算法的重要代表之一，其"随机"性主要体现在样本随机与特征随机两个方面，其主要优点在于无需通过独立测试集进行交叉验证。另外，不同的决策树相互独立，可采取并行计算的方式优化。但不容忽视的是，随着决策树数目的增加，模型将带来较重的计算资源负担。

3.1.5 自适应增强

自适应增强（adaptive boosting，AdaBoost）（Freund 等，1997）是 Boosting 集成算法的重要代表之一，其核心是：在每次学习任务中，增加上一轮学习中的错误分类样本权重，并减小上一轮学习中的正确分类样本权重。AdaBoost 示意图如图 3-4 所示，颜色深浅表示样本的受重视程度。在第一轮学习中，Adaboost 算法从原始数据集训练分类器 1，此时类别 1 中有两个样本分类错误，类别 2 中有 1 个样本分类错误。在第二轮学习中，

该算法将增加上述三个错误分类样本的权重，并减小其他样本的权重，由此训练分类器 2。如此重复进行，直至学习次数达到事先指定的数目。

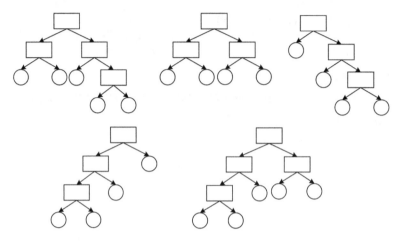

图 3-3　随机森林示意图

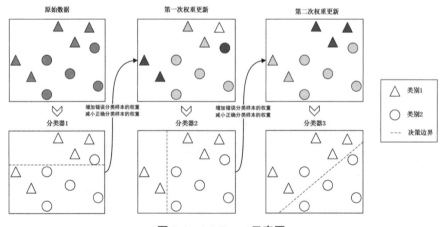

图 3-4　AdaBoost 示意图

3.1.6　支持向量机

支持向量机（support vector machine，SVM）是由 Cortes 等（1995）提出的一类具有统计学习理论基础的一类方法，其成功得益于最大间隔原则、对偶理论以及核函数这三个核心技术的应用（邓乃扬等，2009；Deng 等，

2012）。在深度学习方法成熟以前，SVM 是特别受欢迎的传统机器学习算法。经典 C-SVM 对应的最优化问题为

$$\min_{w,b,\xi} \quad \frac{1}{2}||w||^2 + C\sum_{i=1}^{m}\xi_i$$

$$\text{s.t.} \quad y_i(w\cdot\Phi(x_i)) + b \geqslant 1 - \xi_i,\ i = 1,\cdots,m,$$

$$\xi_i \geqslant 0,\ i = 1,\cdots,m, \tag{3-7}$$

其中 $\frac{1}{2}||w||^2$ 是度量模型复杂度的正则项，ξ 是非负松弛变量，C 是非负惩罚参数，$\Phi(\cdot)$ 是从输入空间到 Hilbert 空间的变换。通常情况下，$\Phi(\cdot)$ 是未知的，问题（3-7）不能直接求解。于是引入核函数 $K(x_i, x_j) = (\Phi(x_i)\cdot\Phi(x_j))$ 将其转化为对偶问题

$$\min_{\alpha} \quad \frac{1}{2}\sum_{i=1}^{m}\sum_{j=1}^{m}y_iy_jK(x_i,x_j)\alpha_i\alpha_j - \sum_{j=1}^{m}\alpha_j$$

$$\text{s.t.} \quad \sum_{i=1}^{m}y_i\alpha_i = 0,\ i = 1,\cdots,m, \tag{3-8}$$

$$0 \leqslant \alpha_i \leqslant C,\ i = 1,\cdots,m$$

求解。

常用的核函数包括线性核函数、径向基核函数、多项式核函数等（邓乃扬等，2009；Deng 等，2012）。考虑 Hilbert 空间是 R^2 的情形，问题（3-7）可由图 3-5 表示。

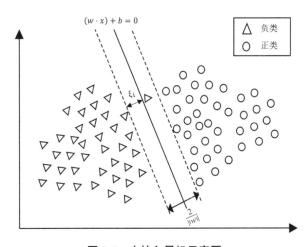

图 3-5　支持向量机示意图

3.2　深度学习方法

3.2.1　CNN

CNN 是计算视觉中最受欢迎的深度神经网络之一，卷积神经网络示意图如图 3-6 所示。它通常由输入层（input layer）、卷积层（convolutional layer）、激活函数（activation function）、池化层（pooling layer）、全连接层（fully connected layer）和输出层（output layer）构成。具体来说，卷积层是为了自动提取图像的特征，它由若干个卷积核（convolution kernel）/ 滤波器（filter）构成，通过反向传播进行优化。特别地，滤波器的参数共享机制能够显著降低网络的参数量；激活函数是为了增加网络的非线性表达能力。sigmoid 和线性整流（rectified linear unit，ReLU）函数是最常见的两种激活函数。其中，sigmoid 函数简单，但随着网络深度的加深可能带来梯度消失的问题。ReLU 函数可以弥补 sigmoid 函数的缺陷并加速网络训练，在学术界和工业界受到广泛欢迎；池化层是为了压缩数据和参数的数量，能够减小网络的复杂度并避免过拟合。最大池化（max pooling）与平均池化（average pooling）是目前最常用的两种池化操作；全连接层通常出现在 CNN 的最后几层，与 softmax 激活函数结合并用于信息的融合或分类。

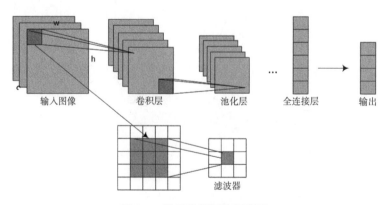

图 3-6　卷积神经网络示意图

这里我们主要围绕第 1 章中所总结的深度学习在医学图像中的主要任务，介绍 CNN 在分类、目标检测和分割中对应的方法。

（1）**分类网络**：分类网络将图像作为输入，并输出该图像对应的类别，它要求训练样本的标签是已知的。LeNet（LeCun 等，1998）是第一个 CNN，由于计算资源的限制，它在当时并没有引起广泛注意。2012 年，AlexNet（Krizhevsky 等，2012）成功掀起了卷积神经网络在计算视觉领域的研究热潮。此后，VGG（Simonyan 等，2014）、GoogleNet（Szegedy 等，2015）、ResNet（He 等，2016）等深度神经网络相继被提出并大获成功。为了解决深度神经网络参数量大、对计算资源要求高等问题，一些轻量级网络开始出现，如 SqueezeNet（Iandola 等，2016）、MobileNet（Howard 等，2017）、ShuffleNet（Zhang 等，2018b）等。

（2）**目标检测网络**：目标检测网络通常要完成分类和定位两个任务，除类别标签外，它还需要在训练时给定检测对象的边界框（bounding box）位置。深度目标检测算法主要包括以 R-CNN（Girshick 等，2014）、Fast R-CNN（Girshick，2015）和 Faster R-CNN（Ren 等，2015）为代表的两阶段算法，以及以 YOLO 和 SSD 为代表的一阶段算法。在两阶段算法中，需要先选择候选框（region proposal）再进行分类；在一阶段算法中，无需提前选择候选框，直接对对象的类别和位置进行预测即可。

（3）**分割网络**：与分类和目标检测网络相比，分割网络对图片或图块中的每一个像素都进行预测。FCN 是第一个基于深度学习的分割网络（Long 等，2015），它主要由卷积、上采样和跳跃结构三个部分组成。卷积操作用于下采样和提取图像特征，由于池化操作的使用，特征图（feature map）的尺寸会越来越小，必须通过反卷积操作将底层特征图上采样到原始图像大小。在这个过程中很多细节信息会丢失，导致分割结果很粗糙，由此引入了跳跃结构。目前的分割网络大部分都是在 FCN 的基础上衍生出来的。U-Net（Ronneberger 等，2015）是最常使用的分割网络，最初在医学图像分割中得到应用。随后，V-Net（Milletari 等，2016）、3D U-Net（Çiçek 等，2016）、SegNet（Badrinarayanan 等，2017）等著名分割网络相继被提出。

3.2.2　RNN

　　RNN 主要用于处理序列型数据。与普通神经网络不同，RNN 的权重连接不仅存在于不同的隐藏层之间，还存在于同一隐藏层的不同神经元之间。给定一个序列输入 $x_1, x_2, \cdots, x_n$ 和 l 层隐藏层，循环神经网络示意图如图 3-7 所示。显然，每个隐藏状态都必须传递到当前层的下一个时间步和当前时间步的下一层。与 CNN 类似，随着序列长度的逐渐增加，RNN 可能会出现梯度消失或梯度爆炸的问题，这使网络的优化变得困难。为此，Hochreiter 等（1997）提出了 LSTM，主要由输入门、输出门、遗忘门和记忆单元组成，目前在语音识别、机器翻译等序列任务中得到了广泛使用。

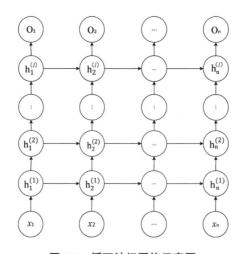

图 3-7　循环神经网络示意图

3.2.3　GAN

　　GAN 是深度无监督学习中最常使用的架构之一，它主要由一个生成器（generator）和一个判别器（discriminator）构成（Goodfellow 等，2014），二者相互对抗直至模型稳定，生成对抗网络示意图如图 3-8 所示。具体来说，生成器用于捕获输入样本的分布特征，从噪声中生成虚假图像，使其尽可能接近真实图像，并达到欺骗判别器的目的；判别器需要区分样本是否来自真实数据。目前，有许多著名的基于 GAN 的拓展模型，如 cGAN（Mirza 等，2014）、WGAN（wasserstein GAN）（Arjovsky 等，2017）、CycleGAN（cycle-consistent adversarial network）（Zhu 等，2017）等，在医学图像生成、去噪、配准和图像翻译等领域得到了广泛应用。

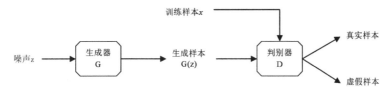

图 3-8 生成对抗网络示意图

传统机器学习方法与深度学习方法的最大区别在于能否自动提取数据特征。特别地，随着数据量的累积以及算力的增强，深度学习方法在近几年获得了突破性的进展，但并不能因此而否定传统机器学习方法的优势。以 SVM 为例，传统机器学习方法通常具有坚实的理论基础，能够有效处理小样本的学习问题。此外，SVM 的核函数与深度神经网络中的激活函数都是为了增加模型的非线性表达能力，二者在本质上并没有区别，可以说 SVM 是一种特殊的神经网络模型（邵元海等，2020）。因此，在有专家提取特征或样本有限等情况下，SVM 可作为首选的机器学习方法；而面对海量的文本、图像、语音等数据时，深度学习方法可能更有效，但前提是需要以强大的计算资源作为支撑。

第4章

多视角学习

本章基于支持向量机，针对医疗领域广泛存在的多视角学习问题进行深入研究，所构建的模型不仅可以为不完整视角数据的分析提供新的解决思路，还可以高效求解大规模问题。

4.1　多视角学习方法

多视角问题广泛存在于现实生活中，尤其是医疗领域。例如，一个患者的身体状况既可以通过电子病历文本进行描述，也可以通过 CT、MRI 等医学影像进行反映。简单地说，多视角数据由描述同一对象的不同层面的特征数据构成，往往具有多源性、异构性、高维性、多描述性等特点（唐静静等，2022）。近年来，基于多视角数据的多视角学习（multi-view learning，MVL）方法已经超过了单视角学习模型的性能，并在分类（Yang 等，2019）、聚类（Yu 等，2020；Sharma 等，2020）、特征选择（Bai 等，2020；Wan 等，2020）等多种任务中得到了广泛应用。根据视角的可获得性，MVL 方法可分为基于完整视角的学习方法以及基于不完整视角的学习方法。

4.1.1　基于完整视角的学习方法

现有的 MVL 方法在一致性原则与互补性原则的指导下工作，这里主要阐述基于 SVM 的多视角分类方法。

（1）基于一致性原则的方法：一致性是指同一对象的不同特征数据是相互联系的，旨在最大化不同视角间的一致性程度或最小化不同视角间的差异。目前，一致性的实现主要有两种手段：一种是在约束条件中添加相似性约束，另一种是在目标函数中引入协同正则项（co-regularization）。SVM-2K 是基于 SVM 与核典型相关分析（kernel canonical correlation analysis，KCCA）构建的经典子空间学习方法，它通过相似性约束迫使每个视角的预测结果尽可能接近（Farquhar 等，2006）。姜志彬等（2021）对 SVM-2K 进行改进，利用 Parzen 窗技术构建了基于共享隐空间的多视角支持向量机，解决了不同视角的同类样本间存在较大差异的问题。多视角非平行支持向量机方面，Xie 等（2015）提出了多视角双子支持向量机（multi-view twin SVMs，MvTSVMs），Sun 等（2018）提出了多视角广义特征值近端支持向量机（multi-view generalized eigenvalue proximal SVMs，MvGSVMs）与改进的 MvGSVMs（improved MvGSVMs，MvIGSVMs）。值得注意的是，在上述非线性的多视角非平行支持向量机中，采用线性核不等价于线性的多视角非平行支持向量机，理论上不够完善。相比之下，Tang 等（2018a）提出的多视角非平行支持向量机可以将非线性和线性的情形统一在同一个框架中，理论上更完善。

（2）**基于互补性原则的方法**：互补性是指同一对象的不同特征数据是有所差异的，不同视角间的特有信息相互补充，能够更全面地对数据进行描述。目前，互补性主要是通过组合具有不同权重的多个视角来实现的。多核学习（multiple kernel learning，MKL）是其中的典型代表，它为每个视角分配不同的核。最简单的 MKL 方法为每个核分配固定的权重，但该做法无法准确刻画每个视角的重要性，且严重依赖于专家的经验知识。普遍情况下，MKL 根据求解方式的不同可分为一阶段方法和两阶段方法。在一阶段方法中，不同核的组合参数以及分类器的结构参数可同时求解；在两阶段方法中，组合参数与结构参数需要交替求解（Gönen 等，2011）。MKL 的代表性方法是简单多核学习（simple multiple kernel learning，SimpleMKL）（Rakotomamonjy 等，2008）。

（3）**基于一致性和互补性原则的方法**：为了挖掘不同视角间的共性与特性信息，近年来，越来越多的学者开始探索同时遵循一致性与互补性原则的多视角学习方法，并取得了显著成效。Tang 等（2017）提出了两视角特权支持向量机（multi-view privileged SVM，PSVM-2V），并将其拓展到更多视角的场景（Tang 等，2018b）。其中，一致性约束继承自 SVM-2K，而互补性约束是受到特权信息理论（learning using privileged information，LUPI）（Vapnik 等，2009）的启发，两两视角互为彼此的特权信息，以此实现了视角间的相互补充与利用。后来，He 等（2019）将 PSVM-2V 拓展到迁移学习中，并提出了多视角迁移判别模型（multi-view transfer discriminative model，MTDM）。Tang 等（2019a）进一步提出了耦合的特权核方法（coupling privileged kernel method，MCPK）。其中，互补性约束与 PSVM-2V 一致，而一致性约束则是通过引入两个视角的误差耦合项（coupling term）来实现的。该耦合项允许采用不同的方式对各视角进行建模，具有一定的自由度。当某个视角的分类错误较大时，最小化该耦合项会迫使另一个视角的分类错误较小，从而确保一致性原则的实现。随后，Tang 等（2021a）将该思想拓展到迁移学习领域，并提出了耦合损失和自用特权信息引导的多视角迁移学习方法（coupling loss and self-used privileged information guided multi-view transfer learning method，MVTL-CP）。类似地，Houthuys 等（2018）提出了支持多个视角分类（> 2）的最小二乘支持向量机（multi-view least squares SVM，MV-LSSVM）。其中，一致性原则也是通过在目标函数中引入成对视角的误差耦合项实现的，而互补性原则是通过最小化所有视角的误差组合实现的。Xie 等（2019）将 SVM-2K 与 MvTSVMs 拓展到更多视角（> 2）的场景，并通过组合不同视角的权重提出了遵循一致性与互补性原则的多视角支持向量机。随后，他们将多视角拉普拉斯支持向量机（multi-view Laplacian support vector machine，MvLapSVM）与多视角拉普拉斯双子支持向量机（multi-view Laplacian twin support vector machine，MvLapTSVM）拓展到一个广义的多视角半监督框架中（Xie 等，2020）。最近，Tang 等（2021c）基于线性 – 指数（linear-exponential，LINEX）损失函数提出了两种解决多视角类别不平衡问题的支持向量机，其中互补性原则通过组合不同视角的权重实现，而一致性原则通过相似性约束与协同正则项分别实现。

4.1.2　基于不完整视角的学习方法

在设备故障、隐私保护、数据收集成本高昂等情况下，多视角数据中仅有部分视角可观测，这限制了基于完整视角学习方法的应用（Xu 等，

2015；Zhao 等，2017；杨旭等，2018；刘彦雯等，2021），从而激起了研究者们对不完整视角学习方法的研究与讨论。目前，不完整视角主要包括三种场景：变量缺失（missing variables）、视角缺失（missing views）、变量与视角同时缺失（Xu 等，2015）。以包含 m 个样本的两视角数据为例，这三种场景可分别由图4-1表示。视角1和视角2分别包含 n_1 个和 n_2 个特征，"？"表示缺失的变量或缺失的视角。面对视角不完整的数据，最简单和直观的方式是将有变量或视角缺失的样本直接剔除，并利用剩下的视角完整的样本建模。该方式简单易行，但会丢失大量的信息，从而严重削弱模型的性能（李骜等，2022）。事实上，被剔除的这些样本中往往包含大量与数据分布相关的重要信息，如何有效地利用它们成为当前研究的重点与难点。

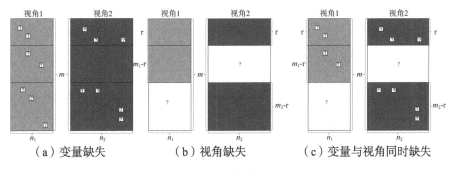

（a）变量缺失　　　　（b）视角缺失　　　（c）变量与视角同时缺失

图 4-1　不完整视角示意图

（1）针对变量缺失的方法：变量缺失是指样本中有部分变量或特征无法观测，如图 4-1（a）所示。例如，年代久远的照片往往有所破损且画质模糊，这属于变量缺失的情形。目前，缺失的变量主要在低秩假设（low-rank assumption）下采用矩阵补全的算法进行重建或恢复。针对矩阵秩非凸非连续的问题，目前的解决方案主要有：①寻找矩阵秩的凸松弛；②采用梯度下降的方法求解。对于第一种解决方案，Candès 等（2009）首次从理论证明核范数（nuclear norm）是矩阵秩的凸松弛。此后，核范数便被广泛应用于矩阵补全的任务中（Candès 等，2010；Tanner 等，2013）。然而，最小化核范数意味着同时最小化所有奇异值，这可能无法很好地近似秩。基于此，Hu 等（2012）提出采用截断核范数（truncated nuclear norm）来更好地逼近矩阵的秩。此外，为了提高大规模问题的求解能力，Wen 等（2012）提出了一种低秩分解模型，并构造了一种比核范数最小化算法快若干倍的非线性逐次超松弛（successive over-relaxation，SOR）算法。对于第二种解决方案，Jain 等（2015）和 Jin 等（2016）利用 Burer-Monteiro 分解将原矩阵转化为更高维度的半正定矩阵，并采用普通的梯度下降方法进行求解。最近，Bertsimas 等（2020）基于投影梯度下降与 Nesterov 加速梯度提出了一个快速求解矩阵补全问题的 fastImpute 算法，它在某些情况下能够收敛到全局最优解。事实上，多视角中的变量补全等价于多个单视角矩阵补全，可采用上述方法进行求解，但这会忽视不同视角间的内在联系。

（2）**针对视角缺失的方法**：视角缺失是指样本有部分视角无法观测，如图 4-1（b）所示。例如，肇事汽车的抓拍照片由于停电故障而损失了某些角度的画像，这属于视角缺失的情形。事实上，视角缺失可理解为特殊的变量缺失。然而，有文献表明传统的矩阵补全方法仅在变量随机缺失时有效，而在变量集中缺失时则表现不佳（Xu 等，2015；Zhu 等，2020）。因此，相对于变量缺失的任务，视角缺失的任务更具挑战。为充分挖掘不同视角的内在联系，Zhang 等（2018a）首先将多视角数据线性映射至一个同构子空间，然后在该子空间中利用不同视角间的语义互补性约束以及相同分布约束对视角进行恢复。实验表明，缺失比例在 25% 以下时该方法可以取得 50% 以上的 AUC 并超越基准方法的性能。杨旭等（2018）构建了一个基于视角相容性的多视角缺失数据补全框架，先采用多视角相容性判决模型对缺失的视角进行预补全，再利用多元线性回归实现视角的精确补全。最近，刘彦雯等（2021）利用多视角数据的一致性以及同一视角下样本的线性相关性对缺失样本进行线性重构，并通过学习所有视角的公共低维嵌入保持了原始数据的局部结构。Zhang 等（2022）开发了一个高效的不完整视角非负表示学习框架，适用于各种情况下的不完整视角聚类。Yin 等（2022）提出了具有余弦相似度的不完整视角聚类方法，能够更好地保留原始空间中的流形结构。

（3）**针对变量与视角同时缺失的方法**：变量与视角同时缺失是指上述情况同时存在，如图 4-1（c）所示。例如，监控视频由于设备或传输故障，缺失了某些机位和某些片段的内容，这属于变量与视角同时缺失的情形。现实中，这种情况更为普遍，但处理方式也最为复杂。直观地看，可先采用矩阵补全的算法对缺失的变量进行恢复，然后将问题转化为视角缺失的情况来求解。事实上，已有学者直接针对该问题进行了研究与讨论。Xu 等（2015）假设所有视角共享一个子空间，并开发了一个不完整视角下的多视角学习方法（multi-view learning with incomplete views，MVL-IV）。该方法采用 SOR 求解，并在聚类、分类和回归任务中得到了有效验证。针对 MVL-IV 的局限，Zhu 等（2020）假设不同视角产生于不同的子空间，并提出了一个同时关注恢复数量与质量的不完整视角学习方法。

　　整体来看，目前大部分多视角学习方法基于的完整视角的假设在现实中通常无法满足，开发基于不完整视角的学习方法成为一个充满意义且极具挑战的任务。现有的不完整视角学习方法以低秩假设为基础，主要存在如下缺陷：第一，数据补全与模型学习相互独立，需要先补全缺失的数据，再通过下游学习任务（分类、回归、聚类等）评估视角补全的效果，不能直接利用视角缺失的数据学习；第二，模型优化复杂，在面临大规模的数据时，往往会遭遇计算和存储的瓶颈；第三，在视角高比例缺失的情况下难以保证模型的性能。

4.2　基础模型

4.2.1　RSVM

　　广义支持向量机（generalized support vector machine，GSVM）（Mangasarian，1998）采用完整核 $K(A, A')$ 构建原始模型，其求解对应的非线性规划问题在面临大规模数据集时，对计算和存储的要求较高。为此，Lee 等（2001）提出简约核支持向量机（reduced support vector machine，RSVM），核心思想是采用简约核 $K(A, \overline{A}') \in R^{m \times \overline{m}}$ 替代完整核 $K(A, A') \in R^{m \times m}$，其中 $\overline{A}$ 是 A 的随机子集，且满足 $\overline{m} \ll m$。特别地，Lee 等（2007）通过谱分析证实简约核能够保留完整核的大部分信息，并保持较好的泛化性能。RSVM 模型对应的最优化问题为

$$\min_{\overline{v}, \gamma, \xi} \quad \frac{1}{2}(\overline{v}'\overline{v} + \beta^2) + \frac{C}{2}\xi'\xi$$

$$\text{s.t.} \quad D(K(A, \overline{A}')\overline{v} - e\beta) + \xi \geqslant e, \tag{4-1}$$

$$\xi \geqslant 0.$$

迄今为止，RSVM 在诸多领域获得了广泛的关注，如隐私保护（Wild 等，2007；Mangasarian 等，2008，2010；Khan 等，2017；Chen 等，2019；Anand 等，2019）、类别不平衡（Richhariya 等，2020）等。它在多视角学习的最初尝试可追溯至 Chang 等（2012）的研究，作者结合协同学习和一致性训练提出了针对半监督学习的"两教师——一学生"模型（two-teachers-one-student，2T1S）。

4.2.2 PSVM-2V

Tang 等（2017）将 LUPI 与多视角学习相结合，融合一致性原则与互补性原则，提出了两视角分类的 PSVM-2V 模型，它对应的最优化问题为

$$\min_{w_1, w_2, \xi^{(1)}, \xi^{(2)}, \eta} \frac{1}{2}(\|w_1\|^2 + \mu\|w_2\|^2) + C_1 \sum_{i=1}^{m} \xi_i^{(1)} + C_2 \sum_{i=1}^{m} \xi_i^{(2)} + C \sum_{i=1}^{m} \eta_i$$

$$\text{s.t.} \quad |(w_1 \cdot \Phi_1(x_i^{(1)})) - (w_2 \cdot \Phi_2(x_i^{(2)}))| \leqslant \eta_i + \varepsilon,$$

$$y_i(w_1 \cdot \Phi_1(x_i^{(1)})) + \xi_i^{(1)} \geqslant 1,$$

$$y_i(w_2 \cdot \Phi_2(x_i^{(2)})) + \xi_i^{(2)} \geqslant 1, \tag{4-2}$$

$$\xi_i^{(1)} \geqslant y_i(w_2 \cdot \Phi_2(x_i^{(2)})),$$

$$\xi_i^{(2)} \geqslant y_i(w_1 \cdot \Phi_1(x_i^{(1)})),$$

$$\xi_i^{(1)}, \xi_i^{(2)}, \eta_i \geqslant 0, i = 1, 2, \cdots, m,$$

其中第一个约束采用 ε- 不敏感 ℓ_1 范数实现了一致性原则；第四个和第五个约束借鉴 LUPI 的思想（Vapnik 等，2009），使两个视角互为彼此的特权信息，实现了互补性原则。PSVM-2V 是先进的多视角学习模型，但目前仍局限于完整视角的应用，且由于特权信息的加入，其运行速度十分有限。

因此启发我们将 PSVM-2V 拓展到不完整视角的学习任务中并实现模型的加速。

4.3　RPSVM-2V

考虑一个具有 m 个样本的两视角数据集，用 $y_i \in \{-1, +1\}$ 表示第 i 个样本的标签，$A_k = \{x_i^{(k)}\}_{i=1}^{m_k} \in R^{m_k \times n_k}$ 表示第 k 个视角的数据矩阵，D_k 表示相应的标签对角矩阵。为方便起见，假定前 r 个样本具有完整的两个视角，如图 4-1（b）所示，则 $m = m_1 + m_2 - r$。

将问题（4-2）拓展到不完整视角的学习任务中，构建最优化问题为

$$
\begin{aligned}
\min_{w_1, w_2, \xi^{(1)}, \xi^{(2)}, \eta} \quad & \frac{1}{2}(\|w_1\|^2 + \mu\|w_2\|^2) + C_1(e'\xi^{(1)}) + C_2(e'\xi^{(2)}) + C(e'\eta) \\
\text{s.t.} \quad & |[[(w_1 \cdot \Phi_1)]]_1^r - [[(w_2 \cdot \Phi_2)]]_1^r| \leqslant \eta + e\varepsilon, \\
& D_1(w_1 \cdot \Phi_1) + \xi^{(1)} \geqslant e, \\
& D_2(w_2 \cdot \Phi_2) + \xi^{(2)} \geqslant e, \\
& [[\xi^{(1)}]]_1^r \geqslant [[D_2(w_2, \Phi_2)]]_1^r, \\
& [[\xi^{(2)}]]_1^r \geqslant [[D_1(w_1 \cdot \Phi_1)]]_1^r, \\
& \xi^{(1)}, \xi^{(2)}, \eta \geqslant 0,
\end{aligned}
\tag{4-3}
$$

其中 $(w_k \cdot \Phi_k)$ 是由内积 $(w_k \cdot \Phi_k(x_i^{(k)}))$（$i = 1, 2, \cdots, m_k$；$k = 1, 2$）组成的列向量。不难发现，问题（4-3）的一致性原则与互补性原则只与前 r 个视角完整的样本相关。

进一步，由表达定理（Dinuzzo 等，2012）可知，问题（4-3）的解可表示为 $w_k = \sum_{j=1}^{m_k} v_k^j \Phi_k\left(x_j^{(k)}\right)$。于是，该问题可重写为

$$\min_{v_1,v_2,\xi^{(1)},\xi^{(2)},\eta} \frac{1}{2}\left(\sum_{i,j=1}^{m_1} v_1^i v_1^j K(x_i^{(1)},x_j^{(1)}) + \mu \sum_{i,j=1}^{m_2} v_2^i v_2^j K(x_i^{(2)},x_j^{(2)})\right) +$$

$$C_1(e'\xi^{(1)}) + C_2(e'\xi^{(2)}) + C(e'\eta)$$

$$\text{s.t.}\quad |[[K(A_1,A_1')v_1]]_1^r - [[K(A_2,A_2')v_2]]_1^r| \leqslant \eta + e\varepsilon,$$

$$D_1 K(A_1,A_1')v_1 + \xi^{(1)} \geqslant e, \tag{4-4}$$

$$D_2 K(A_2,A_2')v_2 + \xi^{(2)} \geqslant e,$$

$$[[\xi^{(1)}]]_1^r \geqslant [[D_2(K(A_2,A_2')v_2)]]_1^r,$$

$$[[\xi^{(2)}]]_1^r \geqslant [[D_1(K(A_1,A_1')v_1)]]_1^r,$$

$$\xi^{(1)}, \xi^{(2)}, \eta \geqslant 0.$$

显然，核矩阵 $K(A_k,A_k')$（$k=1,2$）的计算需要使用所有的样本，这使问题（4-4）在面临大规模数据时遭遇到计算和存储的瓶颈。受到 RSVM 的启发，我们将完整视角学习与不完整视角学习集成在一个统一的模型中，并提出一个高效的核方法 RPSVM-2V。不失一般性，记 $\tilde{K}(x,\overline{A}_k') \leftarrow [K(x,\overline{A}_k')\ 1]$ 和 $\tilde{v}_{A_k} \leftarrow \begin{bmatrix} \overline{v}_k \\ -\beta_k \end{bmatrix}$，则 $\tilde{K}(x,\overline{A}_k')\tilde{v}_k \leftarrow K(x,\overline{A}_k')\overline{v}_k - \beta_k$，构建最优化问题为

$$\min_{\tilde{v}_1,\tilde{v}_2,\xi^{(1)},\xi^{(2)},\eta} \frac{1}{2}(\tilde{v}_1'\tilde{v}_1 + \mu\tilde{v}_2'\tilde{v}_2) + C_1(e'\xi^{(1)}) + C_2(e'\xi^{(2)}) + C(e'\eta)$$

$$\text{s.t.}\quad |[[\tilde{K}(A_1,\overline{A}_1')\tilde{v}_1]]_1^r - [[\tilde{K}(A_2,\overline{A}_2')\tilde{v}_2]]_1^r| \leqslant \eta + e\varepsilon,$$

$$D_1\tilde{K}(A_1,\overline{A}_1')\tilde{v}_1 + \xi^{(1)} \geqslant e,$$

$$D_2\tilde{K}(A_2,\overline{A}_2')\tilde{v}_2 + \xi^{(2)} \geqslant e, \tag{4-5}$$

$$[[\xi^{(1)}]]_1^r \geqslant [[D_2\tilde{K}(A_2,\overline{A}_2')\tilde{v}_2]]_1^r,$$

$$[[\xi^{(2)}]]_1^r \geqslant [[D_1\tilde{K}(A_1,\overline{A}_1')\tilde{v}_1]]_1^r,$$

$$\xi^{(1)}, \xi^{(2)}, \eta \geqslant 0,$$

其中 $\frac{1}{2}(\tilde{v}_1'\tilde{v}_1 + \tilde{v}_2'\tilde{v}_2)$ 是度量模型复杂度的正则项，μ 是权衡两个视角重要性的参数，C_1，C_2，C，η 是非负惩罚参数，ξ 是非负松弛变量，ε 是非负阈值，$\overline{A}_k'$ 是 A_k' 的子集（$k=1,2$），$[[\cdot]]_i^j$ 表示向量·的第 i 至第 j 个元素，e 是任意维

度的 **1** 向量。

问题（4-5）的 RPSVM-2V 示意图如图 4-2 所示。有如下几点说明：

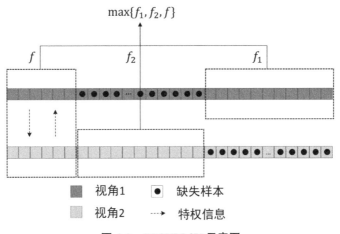

图 4-2　RPSVM-2V 示意图

（1）第一个约束采用 ε- 不敏感 ℓ_1 范数实现了多视角学习中的一致性原则，其中非负松弛变量 $\eta = (\eta_1, \eta_2, \cdots, \eta_r)'$ 促使两个单视角分类器的预测结果相互接近。ε 是控制该一致性约束被违背的程度。当 $\varepsilon \to +\infty$ 时，模型退化为两个独立的单视角分类器。

（2）第二个和第三个约束分别是基于视角 1 和视角 2 构建的 RSVM，用更小的简约核矩阵 $\tilde{K}(A_1, \overline{A}_1')$ 和 $\tilde{K}(A_2, \overline{A}_2')$ 替换了问题（4-4）中的完整核矩阵 $K(A_1, A_1')$ 和 $K(A_2, A_2')$，有效提升了模型的运行速度。

（3）第四个和第五个约束实现了多视角学习中的互补性原则，其中 $\xi^{(1)} = (\xi_1^{(1)}, \xi_2^{(1)}, \cdots, \xi_{m_1}^{(1)})'$ 和 $\xi^{(2)} = (\xi_1^{(2)}, \xi_2^{(2)}, \cdots, \xi_{m_2}^{(2)})'$ 的前 r 个分量分别受关于视角 2 和视角 1 的未知非负校正函数的限制。

（4）决策函数可表示为

$$f_1 = \text{sgn}(f(x^{(1)})) = \text{sgn}(\tilde{K}(x^{(1)}, \overline{A}_1')\tilde{v}_1^*), \qquad (4\text{-}6)$$

$$f_2 = \text{sgn}(f(x^{(2)})) = \text{sgn}(\tilde{K}(x^{(2)}, \overline{A}_2')\tilde{v}_2^*), \qquad (4\text{-}7)$$

$$f = \text{sgn}(f(x^{(1)}, x^{(2)})) = \text{sgn}\left(\frac{1}{2}(\tilde{K}(x^{(1)}, \overline{A}_1')\tilde{v}_1^* + \tilde{K}(x^{(2)}, \overline{A}_2')\tilde{v}_2^*)\right). \quad (4\text{-}8)$$

对一个新来的样本，若它的视角完整，则其标签由式（4-8）决定，否则采用式（4-6）或式（4-7）进行预测。

不难发现，问题（4-5）为凸二次规划，可采用经典的优化算法求解，据此构造的算法 RPSVM-2V 如算法 4.1 所示。与原始 PSVM-2V 相比，RPSVM-2V 借鉴了 RSVM 中简约核的思想，为完整视角与不完整视角的二分类学习提供了一个统一的模型。对于不完整视角学习，简约数据集 $\overline{A}_1$ 和 $\overline{A}_2$ 分别由视角 1 和视角 2 中的前 r 个样本构成，记 $\max\left\{1-\dfrac{r}{m_1}, 1-\dfrac{r}{m_2}\right\}$ 为视角缺失比例（missing ratio，MR）；对于完整视角学习，有 $m = m_1 = m_2 = r$，简约数据集 $\overline{A}_1$ 和 $\overline{A}_2$ 分别由从 A_1 和 A_2 中随机抽取的 $\overline{m}$ ($\overline{m} \ll m$) 个样本构成，记 $\dfrac{\overline{m}}{m}$ 为简约比例（reduced ratio，RR）。由于简约核的大小远小于完整核的大小，因此面对大规模多视角数据集时，RPSVM-2V 在时间和计算成本方面具有显著的优势。此外，RPSVM-2V 还能通过简约核保留整个数据集中的绝大部分信息，确保模型具有良好的泛化性能，详细分析参见 4.6.2 节。

算法 4.1 RPSVM-2V

输入：数据矩阵 A_1 和 A_2，标签对角矩阵 D_1 和 D_2，简约数据矩阵 $\overline{A}_1$ 和 $\overline{A}_2$，C_1，C_2，C，γ，$\mu > 0$；

初始化：$\varepsilon = 0.01$；

执行：

（1）分别计算视角 1 和视角 2 的简约核 $K(A_1, \overline{A}_1')$ 和 $K(A_2, \overline{A}_2')$；

（2）构建并求解二次规划问题（4-5）；

（3）用最优解 $\tilde{v}_1^*$ 和 $\tilde{v}_2^*$ 构造决策超平面；

（4）对新来的样本，若它的视角完整，则其标签由（4-8）决定，否则采用式（4-6）或式（4-7）进行预测；

输出：预测样本的标签。

4.4　理论分析

本节通过 Rademacher 复杂度（Bartlett 等，2002）对 RPSVM-2V 的泛

化误差界进行理论分析。

定理 4.1　令 $A=\{x_1, \cdots, x_m\}$ 是来自 $\mathcal{X}$ 的样本集合，$\overline{A}$ 是 A 的子集，核特征空间的函数类 $\mathcal{F}_E = \{x \to \tilde{K}\left(x, \overline{A}'\right)\tilde{v} : \|\tilde{v}\| \leqslant E\}$，定义 $\hat{K}(x_i, x_i) = \tilde{K}\left(x_i, \overline{A}'\right)\tilde{K}\left(x_i, \overline{A}'\right)'$，则 $\mathcal{F}_E$ 上的经验 Rademacher 复杂度满足

$$\hat{R}_m(\mathcal{F}_E) \leqslant \frac{2E}{m}\sqrt{\sum_{i=1}^{m}\hat{K}(x_i, x_i)} . \tag{4-9}$$

证明见附录 A.1。

定理 4.2　考虑从概率分布 $\mathcal{D}$ 中独立采样得到的具有 m 个样本的两视角训练集，其中前 r 个样本具有完整的两个视角，剩下的 $m - r$ 个样本仅具有一个视角。令 $A_1 = \left\{x_i^{(1)}\right\}_{i=1}^{m_1}$ 和 $A_2 = \left\{x_i^{(2)}\right\}_{i=1}^{m_2}$ 分别表示视角 1 和视角 2 的数据矩阵，$\overline{A}_1 = \left\{x_i^{(1)}\right\}_{i=1}^{r}$，$\overline{A}_2 = \left\{x_i^{(2)}\right\}_{i=1}^{r}$，$\hat{K}\left(x_i^{(1)}, x_i^{(1)}\right) = \tilde{K}\left(x_i^{(1)}, \overline{A}_1'\right)\tilde{K}\left(x_i^{(1)}, \overline{A}_1'\right)'$，$\hat{K}\left(x_i^{(2)}, x_i^{(2)}\right) = \tilde{K}\left(x_i^{(2)}, \overline{A}_2'\right)\tilde{K}\left(x_i^{(2)}, \overline{A}_2'\right)'$。给定 $\delta \in (0, 1)$，$E_1, E_2 \in R^+$，定义函数类 $\mathcal{F} = \{f \mid f : (x^{(1)}, x^{(2)}) \to 0.5(f_1(x^{(1)}) + f_2(x^{(2)})), \|\tilde{v}_1\| \leqslant E_1, \|\tilde{v}_2\| \leqslant E_2\}$ 和 $\tilde{\mathcal{F}} = \{\tilde{f} \mid \tilde{f} : (x^{(1)}, x^{(2)}, y) \to -yf(x^{(1)}, x^{(2)}), f(x^{(1)}, x^{(2)}) \in \mathcal{F}\}$；$\mathcal{F}_1 = \{f_1 \mid f_1 : x^{(1)} \to f_1(x^{(1)}), \|\tilde{v}_1\| \leqslant E_1\}$ 和 $\tilde{\mathcal{F}}_1 = \{\tilde{f}_1 \mid \tilde{f}_1 : (x^{(1)}, y) \to -yf_1(x^{(1)}), f_1(x^{(1)}) \in \mathcal{F}_1\}$；$\mathcal{F}_2 = \{f_2 \mid f_2 : x^{(2)} \to f_2(x^{(2)}), \|\tilde{v}_2\| \leqslant E_2\}$ 和 $\tilde{\mathcal{F}}_2 = \{\tilde{f}_2 \mid \tilde{f}_2 : (x^{(2)}, y) \to -yf_2(x^{(2)}), f_2(x^{(2)}) \in \mathcal{F}_2\}$。若 RPSVM-2V 的最优解 $\tilde{v}_1^*$ 和 $\tilde{v}_2^*$ 满足 $\|\tilde{v}_1^*\| \leqslant E_1$ 及 $\|\tilde{v}_2^*\| \leqslant E_2$，则对每一个 $f\left(x^{(1)}, x^{(2)}\right) \in \mathcal{F}$，决策函数（4-8）以至少 $1-\delta$ 的概率满足

$$\begin{aligned}
P_{\mathcal{D}}\left(yf\left(x^{(1)}, x^{(2)}\right) \leqslant 0\right) \leqslant &\frac{1}{2r}\sum_{i=1}^{r}\left(\xi_i^{(1)^*} + \xi_i^{(2)^*}\right) + 3\sqrt{\frac{\ln(2/\delta)}{2r}} + \\
&\frac{2}{r}\left(E_1\sqrt{\sum_{i=1}^{r}\hat{K}\left(x_i^{(1)}, x_i^{(1)}\right)} + E_2\sqrt{\sum_{i=1}^{r}\hat{K}\left(x_i^{(2)}, x_i^{(2)}\right)}\right),
\end{aligned} \tag{4-10}$$

其中 $\xi_i^{(1)^*} = \max\{0, 1 - y_i\tilde{K}\left(x_i^{(1)}, \overline{A}_1'\right)\tilde{v}_1^*, y_i\tilde{K}\left(x_i^{(2)}, \overline{A}_2'\right)\tilde{v}_2^*\}$，$\xi_i^{(2)^*} = \max\{0, 1 -$

$y_i\tilde{K}\left(x_i^{(2)},\overline{A}_2'\right)\tilde{v}_2^*, y_i\tilde{K}\left(x_i^{(1)},\overline{A}_1'\right)\tilde{v}_1^*\}, i=1,2,\cdots,r_\circ$

对每一个 $f_1(x^{(1)})\in\mathcal{F}_1$，决策函数（4-6）以至少 $1-\delta$ 的概率满足

$$P_{\mathcal{D}}\left(yf_1(x^{(1)})\leqslant 0\right)\leqslant\frac{1}{m_1-r}\sum_{i=r+1}^{m_1}\xi_i^{(1)^*}+3\sqrt{\frac{\ln(2/\delta)}{2(m_1-r)}}+\frac{4E_1}{m_1-r}\sqrt{\sum_{i=r+1}^{m_1}\hat{K}\left(x_i^{(1)},x_i^{(1)}\right)},$$

（4-11）

其中 $\xi_i^{(1)^*}=[1-y_i\tilde{K}\left(x_i^{(1)},\overline{A}_1'\right)\tilde{v}_1^*]_+, i=r+1,r+2,\cdots,m_1_\circ$

对每一个 $f_2(x^{(2)})\in\mathcal{F}_2$，决策函数（4-7）以至少 $1-\delta$ 的概率满足

$$P_{\mathcal{D}}\left(yf_2(x^{(2)})\leqslant 0\right)\leqslant\frac{1}{m_2-r}\sum_{i=r+1}^{m_2}\xi_i^{(2)^*}+3\sqrt{\frac{\ln(2/\delta)}{2(m_2-r)}}+\frac{4E_2}{m_2-r}\sqrt{\sum_{i=r+1}^{m_2}\hat{K}\left(x_i^{(2)},x_i^{(2)}\right)},$$

（4-12）

其中 $\xi_i^{(2)^*}=[1-y_i\tilde{K}\left(x_i^{(2)},\overline{A}_2'\right)\tilde{v}_2^*]_+, i=r+1,r+2,\cdots,m_2_\circ$

证明见附录 A.2。

由定理 4.2 可知，随着 r 的增加，不等式（4-10）对应的误差减小，而不等式（4-11）和不等式（4-12）对应的误差增大。为保证更好的泛化性能，需要在视角完整的样本数量与视角不完整的样本数量间进行权衡。

4.5 拓展模型

受到 RPSVM-2V 的启发，本节将简约核拓展到另外两个多视角学习模型中，得到新的多视角学习算法 RSVM-2K 和 RMKL。

4.5.1 RSVM-2K

SVM-2K 是基于 SVM 与 KCCA 构建的，它在"co-regularization"的框架下实现了两视角学习的一致性原则。当面临大规模数据集时，SVM-2K 同样会遭遇计算瓶颈。我们将简约核引入 SVM-2K，提出能够同时处理完整视角与不完整视角学习任务的 RSVM-2K，对应的最优化问题为

$$\min_{\tilde{v}_1,\tilde{v}_2,\xi^{(1)},\xi^{(2)},\eta} \quad \frac{1}{2}(\tilde{v}_1'\tilde{v}_1 + \tilde{v}_2'\tilde{v}_2) + C_1(e'\xi^{(1)}) + C_2(e'\xi^{(2)}) + C(e'\eta)$$

$$\text{s.t.} \quad |[[\tilde{K}(A_1,\overline{A}_1')\tilde{v}_1]]_1^r - [[\tilde{K}(A_2,\overline{A}_2')\tilde{v}_2]]_1^r| \leqslant \eta + e\varepsilon,$$

$$D_1\tilde{K}(A_1,\overline{A}_1')\tilde{v}_1 + \xi^{(1)} \geqslant e, \qquad (4\text{-}13)$$

$$D_2\tilde{K}(A_2,\overline{A}_2')\tilde{v}_2 + \xi^{(2)} \geqslant e,$$

$$\xi^{(1)}, \xi^{(2)}, \eta \geqslant 0.$$

模型的解释与 RPSVM-2V 一致。显然，问题（4-13）为凸二次规划，可采用经典的优化算法求解，据此构造的算法流程同算法 4.1。

参照定理 4.2，可推导出 RSVM-2K 的泛化误差界。

定理 4.3 考虑从概率分布 $\mathcal{D}$ 中独立采样得到的具有 m 个样本的两视角训练集，其中前 r 个样本具有完整的两个视角，剩下的 $m - r$ 个样本仅具有一个视角。令 $A_1 = \left\{x_i^{(1)}\right\}_{i=1}^{m_1}$ 和 $A_2 = \left\{x_i^{(2)}\right\}_{i=1}^{m_2}$ 分别表示视角 1 和视角 2 的数据矩阵，$\overline{A}_1 = \left\{x_i^{(1)}\right\}_{i=1}^{r}$，$\overline{A}_2 = \left\{x_i^{(2)}\right\}_{i=1}^{r}$，$\hat{K}\left(x_i^{(1)},x_i^{(1)}\right) = \tilde{K}\left(x_i^{(1)},\overline{A}_1'\right)\tilde{K}\left(x_i^{(1)},\overline{A}_1'\right)'$，$\hat{K}\left(x_i^{(2)},x_i^{(2)}\right) = \tilde{K}\left(x_i^{(2)},\overline{A}_2'\right)\tilde{K}\left(x_i^{(2)},\overline{A}_2'\right)'$。给定 $\delta \in (0,1)$，$E_1, E_2 \in R^+$，定义函数类 $\mathcal{F} = \{f \mid f : (x^{(1)}, x^{(2)}) \to 0.5(f_1(x^{(1)}) + f_2(x^{(2)})), \|\tilde{v}_1\| \leqslant E_1, \|\tilde{v}_2\| \leqslant E_2\}$ 和 $\tilde{\mathcal{F}} = \{\tilde{f} \mid \tilde{f} : (x^{(1)}, x^{(2)}, y) \to -yf(x^{(1)}, x^{(2)}), f(x^{(1)}, x^{(2)}) \in \mathcal{F}\}$；$\mathcal{F}_1 = \{f_1 \mid f_1 : x^{(1)} \to f_1(x^{(1)}), \|\tilde{v}_1\| \leqslant E_1\}$ 和 $\tilde{\mathcal{F}}_1 = \{\tilde{f}_1 \mid \tilde{f}_1 : (x^{(1)}, y) \to -yf_1(x^{(1)}), f_1(x^{(1)}) \in \mathcal{F}_1\}$；$\mathcal{F}_2 = \{f_2 \mid f_2 : x^{(2)} \to f_2(x^{(2)}), \|\tilde{v}_2\| \leqslant E_2\}$ 和 $\tilde{\mathcal{F}}_2 = \{\tilde{f}_2 \mid \tilde{f}_2 : (x^{(2)}, y) \to -yf_2(x^{(2)}), f_2(x^{(2)}) \in \mathcal{F}_2\}$。若 RSVM-2K 的最优解 $\tilde{v}_1^*$ 和 $\tilde{v}_2^*$ 满足 $\|\tilde{v}_1^*\| \leqslant E_1$ 及 $\|\tilde{v}_2^*\| \leqslant E_2$，则对每一个 $f(x^{(1)}, x^{(2)}) \in \mathcal{F}$，决策函数（4-8）以至少 $1-\delta$ 的概率满足

$$P_{\mathcal{D}}\left(yf\left(x^{(1)}, x^{(2)}\right) \leqslant 0\right) \leqslant \frac{1}{2r}\sum_{i=1}^{r}\left(\xi_i^{(1)*} + \xi_i^{(2)*}\right) + 3\sqrt{\frac{\ln(2/\delta)}{2r}} +$$

$$\frac{2}{r}\left(E_1\sqrt{\sum_{i=1}^{r}\hat{K}\left(x_i^{(1)}, x_i^{(1)}\right)} + E_2\sqrt{\sum_{i=1}^{r}\hat{K}\left(x_i^{(2)}, x_i^{(2)}\right)}\right), \qquad (4\text{-}14)$$

其中 $\xi_i^{(1)*} = [1 - y_i \tilde{K}\left(x_i^{(1)}, \overline{A}_1'\right) \tilde{v}_1^*]_+$, $\xi_i^{(2)*} = [1 - y_i \tilde{K}\left(x_i^{(2)}, \overline{A}_2'\right) \tilde{v}_2^*]_+$, $i = 1, 2, \cdots, r$。

对每一个 $f_1(x^{(1)}) \in \mathcal{F}_1$，决策函数（4-6）以至少 $1-\delta$ 的概率满足

$$P_{\mathcal{D}}\left(y f_1(x^{(1)}) \leqslant 0\right) \leqslant \frac{1}{m_1 - r} \sum_{i=r+1}^{m_1} \xi_i^{(1)*} + 3\sqrt{\frac{\ln(2/\delta)}{2(m_1 - r)}} + \frac{4E_1}{m_1 - r}\sqrt{\sum_{i=r+1}^{m_1} \hat{K}\left(x_i^{(1)}, x_i^{(1)}\right)},$$

（4-15）

其中 $\xi_i^{(1)*} = [1 - y_i \tilde{K}\left(x_i^{(1)}, \overline{A}_1'\right) \tilde{v}_1^*]_+$, $i = r+1, r+2, \cdots, m_1$。

对每一个 $f_2(x^{(2)}) \in \mathcal{F}_2$，决策函数（4-7）以至少 $1-\delta$ 的概率满足

$$P_{\mathcal{D}}\left(y f_2(x^{(2)}) \leqslant 0\right) \leqslant \frac{1}{m_2 - r} \sum_{i=r+1}^{m_2} \xi_i^{(2)*} + 3\sqrt{\frac{\ln(2/\delta)}{2(m_2 - r)}} + \frac{4E_2}{m_2 - r}\sqrt{\sum_{i=r+1}^{m_2} \hat{K}\left(x_i^{(2)}, x_i^{(2)}\right)},$$

（4-16）

其中 $\xi_i^{(2)*} = [1 - y_i \tilde{K}\left(x_i^{(2)}, \overline{A}_2'\right) \tilde{v}_2^*]_+$, $i = r+1, r+2, \cdots, m_2$。

4.5.2　RMKL

MKL 是常见的多视角学习方法，它通过线性或非线性的方式组合每个视角的核。尽管 MKL 有利于挖掘视角间的内在联系，但在面临大规模数据集时，为每个视角选择合适的核需要花费大量的时间成本。我们将简约核引入 MKL 中，并提出了 RMKL，对应的最优化问题为

$$\begin{aligned} \min_{\tilde{v}, \xi} \quad & \frac{1}{2}\tilde{v}'\tilde{v} + C_A(e'\xi) \\ \text{s.t.} \quad & D\tilde{K}_{comb}(A, \overline{A}')\tilde{v} + \xi \geqslant e, \\ & \xi \geqslant 0, \end{aligned}$$

（4-17）

其中 $\tilde{K}_{comb}(A, \overline{A}')$ 为组合核，其余变量的含义与前述模型一致。为方便起见，仅考虑基核权重相等的两视角情形（Gönen 等，2011），则 $\tilde{K}_{comb}(A, \overline{A}') = \frac{1}{2}(\tilde{K}(A_1, \overline{A}_1') + \tilde{K}(A_2, \overline{A}_2'))$。不难发现，该组合方式要求每个基核的大小都一致，这使问题（4-17）仅适用于视角完整的学习任务。此时，$\overline{A}_1$ 和 $\overline{A}_2$ 分别是从 A_1 和 A_2 中随机选取的 $\overline{m}$ 个样本。

对一个新来的样本，它的标签由式（4-18）决定。

$$f = \text{sgn}(\tilde{K}_{comb}(x, \overline{A}')\tilde{v}^*) = \text{sgn}\left(\frac{1}{2}[\tilde{K}(x^{(1)}, \overline{A}'_1) + \tilde{K}(x^{(2)}, \overline{A}'_2)]\tilde{v}^*\right). \quad （4\text{-}18）$$

据此构造的算法流程如算法 4.2 所示。

算法 4.2　RMKL

输入：数据矩阵 A_1 和 A_2，标签对角矩阵 D，简约数据矩阵 $\overline{A}_1$ 和 $\overline{A}_2$，C_A，γ，$d > 0$；

初始化：$\varepsilon = 0.01$；

执行：

（1）从 {"线性核"，"多项式核"，"RBF 核"} 中为视角 1 选择合适的核；

（2）从 {"线性核"，"多项式核"，"RBF 核"} 中为视角 2 选择合适的核；

（3）计算组合核 $\tilde{K}_{comb}(A, \overline{A})$；

（4）构建并求解二次规划问题（4-17）；

（5）用最优解 $\tilde{v}^*$ 构造决策超平面；

（6）对新来的样本，采用式（4-18）预测它的标签；

输出：预测样本的标签。

参照定理 4.2，可推导出 RMKL 的泛化误差界。

定理 4.4　考虑从概率分布 $\mathcal{D}$ 中独立采样得到的具有 m 个样本的两视角训练矩 $S = \left\{ \left(x_i^{(1)}, x_i^{(2)}, y_i \right) \right\}_{i=1}^m$。令 $A_1 = \left\{ x_i^{(1)} \right\}_{i=1}^m$ 和 $A_2 = \left\{ x_i^{(2)} \right\}_{i=1}^m$ 分别表示视角 1 和视角 2 的数据矩阵，$\overline{A}_1$ 和 $\overline{A}_2$ 分别是 A_1 和 A_2 的随机子集，$\hat{K}\left(x_i^{(1)}, x_i^{(1)} \right) = \tilde{K}\left(x_i^{(1)}, \overline{A}'_1 \right) \tilde{K}\left(x_i^{(1)}, \overline{A}'_1 \right)'$，$\hat{K}\left(x_i^{(2)}, x_i^{(2)} \right) = \tilde{K}\left(x_i^{(2)}, \overline{A}'_2 \right) \tilde{K}\left(x_i^{(2)}, \overline{A}'_2 \right)'$。给定 $\delta \in (0,1)$，$E \in R^+$ 定义函数类 $\mathcal{F} = \{f \mid f : (x^{(1)}, x^{(2)}) \rightarrow 0.5[\tilde{K}\left(x^{(1)}, \overline{A}'_1 \right) + \tilde{K}\left(x^{(2)}, \overline{A}'_2 \right)]\tilde{v}, \|\tilde{v}\| \leqslant E\}$ 和 $\tilde{\mathcal{F}} = \{\tilde{f} \mid \tilde{f}\left(x^{(1)}, x^{(2)}, y \right) \rightarrow -y f\left(x^{(1)}, x^{(2)} \right), f\left(x^{(1)}, x^{(2)} \right) \in \mathcal{F}\}'$。若 RMKL 的最优解 $\tilde{v}^*$ 满足 $\|\tilde{v}^*\| \leqslant E$，则对每一个 $f\left(x^{(1)}, x^{(2)} \right) \in \mathcal{F}$，决策函数（4-18）以至少 $1-\delta$ 的概率满足

$$P_{\mathcal{D}} \left(y f \left(x^{(1)}, x^{(2)} \right) \leqslant 0 \right) \leqslant \frac{1}{m} \sum_{i=1}^m \xi_i^* + 3\sqrt{\frac{\ln(2/\delta)}{2m}} +$$

$$\frac{2E}{m}\left(\sqrt{\sum_{i=1}^{m}\hat{K}\left(x_i^{(1)},x_i^{(1)}\right)}+\sqrt{\sum_{i=1}^{m}\hat{K}\left(x_i^{(2)},x_i^{(2)}\right)}\right), \qquad （4-19）$$

其中 $\xi_i^* = \left[1 - y_i\left[0.5(\tilde{K}\left(x_i^{(1)},\overline{A}_1'\right) + \tilde{K}\left(x_i^{(2)},\overline{A}_2'\right))\tilde{v}^*\right]\right]_+$, $i = 1,2,\cdots,m$。

4.6 实验分析

4.6.1 实验设置

（1）**运行环境**：实验环境为 Linux 操作系统，Intel（R）Xeon（R）CPU（E5-2609v4 @ 1.70 GHz），32 GB 内存，MATLAB R2016b 64 位。

（2）**数据集描述**：为证实模型具有较好的泛化性能，本节在两个公开数据集以及一个真实的医疗数据集上进行实验，具体描述如下：

① Corel 数据集：由表达特定主题的 599 个类别构成。其中 64 维的缩放颜色特征以及 32 维的颜色结构特征分别被视为视角 1 和视角 2。与 Tang 等（2019a）类似，这里采用"一对一"（one versus one，OVO）的策略从前 10 个类别中随机抽取了 10 个二分类的两视角数据集。其中，视角完整的数据集由从每个类别随机抽取的 100 个样本构成；视角不完整的数据集由从每个类别随机抽取的 50 个样本构成，不完整的比例由 MR 控制。

② AWA 数据集：由包含 50 个动物类别的 30475 张图像构成。其中 2688 维的 CH 特征以及 2000 维的 LSS 特征分别被视为视角 1 和视角 2。这里随机选择了 10 个类别并利用 OVO 策略构建了 45 个二分类的两视角数据集。其中，视角完整的数据集由从每个类别随机抽取的 200 个样本构成；视角不完整的数据集由从每个类别随机抽取的 100 个样本构成，不完整的比例由 MR 控制。

③ 糖尿病数据集：由来自某医院的 157 个糖尿病患者和 169 个非糖尿病患者的数据构成。其中 24 维的血常规数据和 45 维的血生化数据分别被视为视角 1 和视角 2。具体地，有 6 个样本缺失视角 2 的数据，有 74 个样本缺失视角 1 的数据。真实标签由血糖检测结果决定。

（3）**数据预处理**：所有数据按照特征列的最小值与最大值进行归一化。

（4）**基准方法**：采用二次规划求解器求解相应的优化问题。

① LocalRSVMs（LR）：两个单视角 RSVM（简约核）的平均性能。

② LocalAvg：两个单视角 SVM（完整核）的平均性能。

③ PSVM-2V：两视角特权支持向量机，是 RPSVM-2V 的对比方法。

④ SVM-2K：两视角支持向量机，是 RSVM-2K 的对比方法。

⑤ UniformMKL：等权重的两核学习方法，是 RMKL 的对比方法。特别地，两个视角的基核既可以是具有不同参数的相同核，也可以是不同类型的核。

（5）**核函数**：包括线性核 $K(x_i, x_j) = x_i' x_j$，多项式核 $K(x_i, x_j) = (x_i' x_j + 1)^d$ 和 RBF 核 $K(x_i, x_j) = \exp(-\gamma \| x_i - x_j \|^2)$。

（6）**参数设置**：将 ε 固定为 0.01，假定 $C_1 = C_2 = C$，并在 $[10^{-3}, 10^3]$ 内变化。RPSVM-2V 中的权衡参数 μ，MKL 与 RMKL 中的惩罚参数 C_A，RBF 核中的参数 γ 也在相同范围内取值。多项式核中的参数 d 在 $\{2, 3, 4, 5, 6\}$ 内进行选择。所有实验采用 5 折交叉验证，并通过网格搜索策略找寻最优参数组合。

（7）**评价标准**：准确率、标准差、平均运行时间和 F 值为评价指标，其中

$$\text{准确率} = \sqrt{\frac{TP + TN}{TP + TN + FP + FN}}, \tag{4-20}$$

$$\text{F 值} = \frac{2TP}{2TP + FN + FP}, \tag{4-21}$$

TP 和 TN 分别表示正确预测为正类和负类的样本数量，FP 和 FN 分别表示误分类为正类和负类的样本数量。

4.6.2　实验结果

在 Corel 和 AWA 数据集上分别采用多项式核和 RBF 核进行实验，在糖尿病数据集上采用线性核、多项式核以及 RBF 核进行实验。RPSVM-

2V、RSVM-2K 和 RMKL 的实验结果分别参见附表 A.3-1～附表A.3-4，附表 A.3-5～附表A.3-6 以及附表 A.3-7～附表A.3-9。为了直观展示模型的性能，我们对模型在 AWA 数据集上的实验结果进行可视化展示，如图 4-3～图4-7。同时，谱分析实验用于调查多视角数据集中的简约核能否保留完整核的大部分信息（图 4-11 和附表 A.3-10）。为方便起见，所有实验均在两视角数据集上进行，附表 A.3-3～附表A.3-9 中的加粗字体表示简约核模型和基准方法的性能差距在 3% 以内。

4.6.2.1 RPSVM-2V 性能

（1）不完整视角：附表 A.3-1 和附表 A.3-2 分别总结了 RPSVM-2V 在视角不完整的 Corel 和 AWA 数据集上的准确率。结果显示，当 MR = 0.9 时，RPSVM-2V 在 4/10（17/45）的 Corel（AWA）数据集上取得最优结果；当 MR 下降到 0.8 时，RPSVM-2V 在 5/10（30/45）的 Corel（AWA）数据集上获得比 LocalRSVMs 更高或相当的准确率；随着 MR 逐渐减小，RPSVM-2V 的优势更明显。当 MR = 0.7 时，LocalRSVMs 仅在 2/10（6/45）的 Corel（AWA）数据集上胜出；当 MR = 0.6 时，LocalRSVMs 在 Corel 数据集上的表现不变，而仅在 4 个 AWA 数据集上获胜。特别地，当 MR = 0.5 时，RPSVM-2V 几乎在所有 AWA 数据集上都取得比 LocalRSVMs 更优的结果。为直观体现 RPSVM-2V 的优势，图 4-3 以 AWA 数据集为例，描述了 RPSVM-2V 与 LocalRSVMs 在不同缺失比例下的表现情况。为了从不同层面反映 RPSVM-2V 的竞争优势，附表 A.3-1 将 F 值作为额外指标，对模型在视角不完整的 Corel 数据集上的性能进行了评价。显然，当 MR = 0.7 和 0.6 时，RPSVM-2V 几乎在所有数据集上都优于基准方法。因此可以认为，无论采用什么评估标准，RPSVM-2V 都能够有效处理视角缺失严重的情形。

进一步，表 4-1 展示了 RPSVM-2V 在糖尿病数据集上的性能。显然，RPSVM-2V 在多项式核和 RBF 核中都能取得比同等情况下的 LocalRSVMs 更好的性能，且采用多项式核的 RPSVM-2V 能够取得最佳的准确率和 F 值。

以上结果说明 RPSVM-2V 能够有效处理视角不完整的医疗数据集，模型的泛化性好。

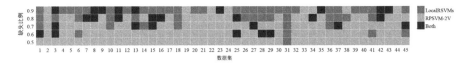

图 4-3　在视角不完整的 AWA 数据集上的最佳方法

表 4-1　RPSVM-2V 在糖尿病数据集上的性能

	线性核		多项式核		RBF 核	
	LR	RPSVM-2V	LR	RPSVM-2V	LR	RPSVM-2V
准确率	0.78	0.76 ± 0.05	0.71	**0.79±0.04**	0.77	0.78 ± 0.04
F 值	0.71	0.68 ± 0.05	0.69	**0.76±0.05**	0.75	0.75 ± 0.03

　　（2）完整视角：附表 A.3-3 和附表 A.3-4 分别总结了 RPSVM-2V 在视角完整的 Corel 和 AWA 数据集上的性能。从准确率来看，当 RR = 0.1 时，RPSVM-2V 的性能不尽如人意，仅在 1/2 的 Corel 数据集和 1/3 的 AWA 数据集上取得与 PSVM-2V 相当的性能；当 RR 增加到 0.2 时，RPSVM-2V 的性能显著提升，能在 9/10（29/45）的 Corel（AWA）数据集上取得令人满意的结果；当 RR = 0.3 时，RPSVM-2V 的性能进一步提升，几乎在所有 AWA 数据集上都能取得与 PSVM-2V 相媲美的性能。从平均运行时间来看，RPSVM-2V 在保持性能的同时，能够比 PSVM-2V 的运行速度快数十倍。不难发现，RR 的增加毫无疑问地提升了 RPSVM-2V 的准确率，但也相应地增加了模型的运行时间，如图 4-6（a）所示。以 RR = 0.3 时的 AWA 数据集为例，图 4-4（a）直观地描绘了 RPSVM-2V 与 PSVM-2V 的性能差异。其中，黑色实线上的圆圈表示简约核模型与完整核模型的准确率相同；灰色实线上的圆圈表示简约核模型比完整核模型的准确率低 3%；两条实线之间的圆圈表示简约核模型和完整核模型的准确率差异在 3% 以内；黑色实线之上的圆圈表示简约核模型比完整核模型的性能好；灰色实线下方的圆圈表示简约核模型牺牲的准确率超出了可接受的范围。显然，RPSVM-2V 能在大部分数据集上取得令人满意的性能，尽管它在某些数据集上的表现不如 PSVM-2V，但依然优于 LocalAvg 的性能，如图 4-5（a）所示。从 F 值来看，RPSVM-2V 在 RR 仅为 0.1 的情况下竞争优势也依旧明显，几乎在所有数据集上都取得了最优的性能。

综上，RPSVM-2V 在视角完整和视角不完整的情形下均能有效地完成分类任务。

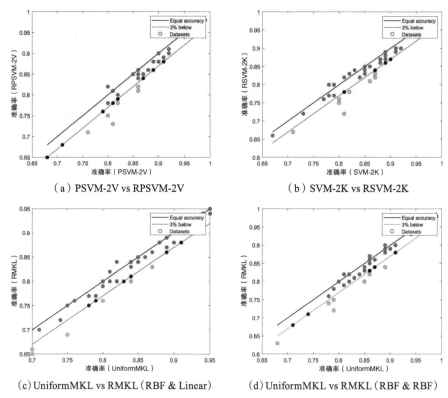

（a）PSVM-2V vs RPSVM-2V

（b）SVM-2K vs RSVM-2K

（c）UniformMKL vs RMKL（RBF & Linear）

（d）UniformMKL vs RMKL（RBF & RBF）

图 4-4　简约核模型与完整核模型在 AWA 数据集上的准确率比较

4.6.2.2　RSVM-2K 性能

上述 RPSVM-2V 的结果已经证实简约核在不完整视角学习中具有出色的性能，在此只讨论 RSVM-2K 在视角完整的情形下的性能。

附表 A.3-5 和附表 A.3-6 分别总结了 RSVM-2K 在视角完整的 Corel 和 AWA 数据集上的性能。从准确率来看，当 RR = 0.1 时，RSVM-2K 在不足一半的数据集上取得最优结果。当 RR 增加到 0.2 时，RSVM-2K 在 8 个 Corel 数据集和 34 个 AWA 数据集上取得与 SVM-2K 相当的准确率。当 RR = 0.3 时，RSVM-2K 甚至可以在 37 个 AWA 数据集上取得令人满意的性能。然而，随着准确率的提升，RSVM-2K 的平均运行时间也在增加，但依旧显著低于 SVM-2K，如图 4-6（b）所示。以 RR = 0.3 时的 AWA 数据集为例，图 4-4（b）和图 4-5（b）对 RSVM-2K 的优势进行了直观描述。从 F 值来看，RSVM-2K 在 RR 仅为 0.1 的情况下竞争优势也依旧明显，几乎在所有数据集上都能取得令人满意的性能。综上，RSVM-2K 在保持性能的同时，能够显著加快模型的运行速度。

整体来看，RSVM-2K 的准确率不如 RPSVM-2V，这反映出特权信息对模型性能提升的重要性。图 4-7 描绘了 RPSVM-2V 与 RSVM-2K 的性能表现。结果显示，RSVM-2K 仅能在 1 个 Corel 数据集和 5 个 AWA 数据集上取得比 RPSVM-2V 更优的性能。从运行时间来看，RPSVM-2V 的平均运行时间介于 RSVM-2K 与 SVM-2K 之间，如图 4-6（b）所示。因此，可以认为 RPSVM-2V 在时间和预测性能方面都具有显著的竞争力。

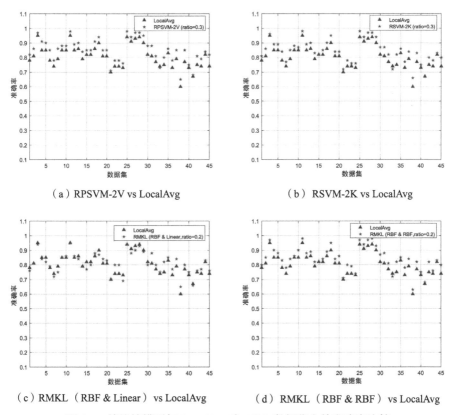

（a）RPSVM-2V vs LocalAvg　　　　　（b）RSVM-2K vs LocalAvg

（c）RMKL（RBF & Linear）vs LocalAvg　　　（d）RMKL（RBF & RBF）vs LocalAvg

图 4-5　简约核模型与 LocalAvg 在 AWA 数据集上的准确率比较

4.6.2.3 RMKL 性能

RMKL 的基核选择考虑如下四种情形：

（1）**情形 1**：在 Corel 数据集上，两个视角的基核在多项式核和线性核之间进行选择，实验结果见附表 A.3-7。

（2）**情形 2**：在 Corel 数据集上，两个视角的基核均为多项式核，但参数可能不同，实验结果见附表 A.3-8。

（3）**情形 3**：在 AWA 数据集上，两个视角的基核在 RBF 核和线性核之间进行选择，实验结果见附表 A.3-9。

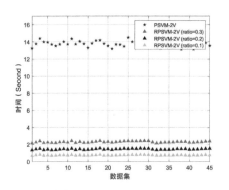
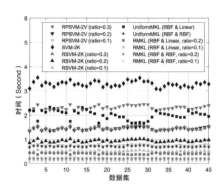

（a）PSVM-2V vs RPSVM-2V　　　　　（b）拓展模型 vs 基准模型

图 4-6　模型在 AWA 数据集上的平均运行时间比较

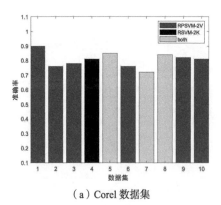
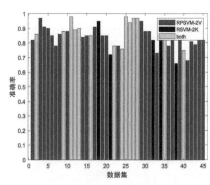

（a）Corel 数据集　　　　　　　　（b）AWA 数据集

图 4-7　RPSVM-2V 与 RSVM-2K 的性能比较

（4）**情形 4**：在 AWA 数据集上，两个视角的基核均为 RBF 核，但参数可能不同，实验结果见附表 A.3-9。

附表 A.3-7 ~ 附表A.3-9 总结了 RMKL 在上述四个情形下的实验结果。从准确率来看，在除情形 2 外的其他场景中，当 RR 取 0.1 和 0.2 时，RMKL 能够在超过 60% 和 80% 的数据集上取得与 UniformMKL 相当的性能。相比之下，情形 2 下的 RMKL 只能在 RR = 0.3 时取得类似的效果。以 RR = 0.2 时的 AWA 数据集为例，图 4-4（c）、（d）和图 4-5（c）、（d）对 RMKL 的优势进行了直观描述。结果发现，RMKL 能够以更快的速度接近 UniformMKL 的性能，其中情形 4 比情形 2 的性能更优，如图 4-6（b）所示。从 F 值来看，当 RR 比较小时，RMKL 能够在一半的 Corel 数据集上取得与 UniformMKL 相当的性能。随着 RR 的增加，RMKL 几乎在所有数据集上都能取得令人满意的结果。综上，RMKL 的实验结果有力地说明了简约核在多核模型中的有效性。

对于视角不完整的学习任务，RPSVM-2V 在视角严重缺失 (MR < 0.7) 时仍能保持较好的模型性能。对于视角完整的学习任务，RPSVM-2V 和它的拓展模型能够以更少的运行时间取得与完整核方法接近甚至更优的准确率。随着 RR 的增加，简约核的准确率逐渐向完整核模型靠拢，但会以更多的运行时间为代价。大量的实验结果表明，RPSVM-2V 和它的拓展模型一般在 RR 取 0.2 或更大时能获得不错的性能。根据附表 A.3-3 ~ 附表 A.3-9 的结果可知，RR 仅增加 0.1 就能带来模型性能的显著提升。因此，某些弱分类器性能可通过逐渐增加 RR 的大小得到改善。特别地，图 4-4 说明本章提出的简约核模型能够在 AWA 数据集上超越完整核模型的性能，这可能是由于简约核的应用减小了过拟合的风险（Lee 等，2001，2007）。此外，尽管简约核在某些数据集上的性能不如完整核模型，但几乎能在所有的数据集上都超越 LocalAvg 的性能，如图 4-5 所示。综上，RPSVM-2V 不仅可以处理视角缺失比例严重的情况，还可以在面临存储和计算瓶颈时，为多视角分类提供高效的解决方案。

4.6.3　参数敏感性分析

本节以 Corel 和 AWA 的前三个数据集为例，探索不同参数对模型准确率的影响。其中，RPSVM-2V 与 RSVM-2K 在 Corel 数据集上的 RR 固定为 0.2，在 AWA 数据集上的 RR 固定为 0.3，RMKL 仅考虑情形 1 和情形 3 这两种情况，并将 RR 固定为 0.2。

图 4-8 绘制了 RPSVM-2V 在不同 (μ, d) 和不同 (μ, γ) 组合下的最高准确率对应的 C 值，其中右侧颜色图的深浅表示准确率的大小。不难发现，最高准确率总是在 $d = 2$，$\gamma = 10$ 以及 C 较大时取得。相比之下，μ 的变化对模型的准确率几乎无影响。

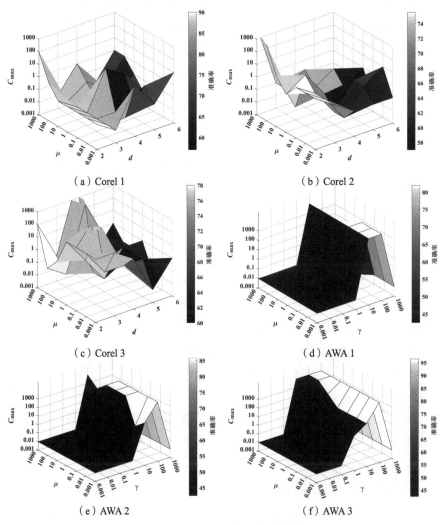

图 4-8　RPSVM-2V 参数敏感性分析

图 4-9 和图 4-10 展示了 C、d 和 σ 的变化对 RSVM-2K 以及 RMKL 的影响。在 Corel 数据集上，随着 C 和 d 的增加，模型的准确率先增加后减小。因此，实践时可在 4.6.1 节中列出的范围内适当调整参数 C 和 d 的值。在 AWA 数据集上，随着 σ 的变化，RSVM-2K 的准确率同样呈现出先增加后减小的趋势，但对 C 的变化则相对不敏感。简单起见，实践时可从 {10, 10^2, 10^3} 范围内对 C 进行选择。

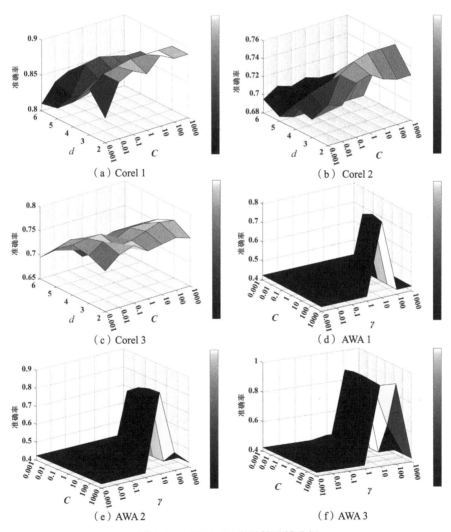

图 4-9　RSVM-2K 参数敏感性分析

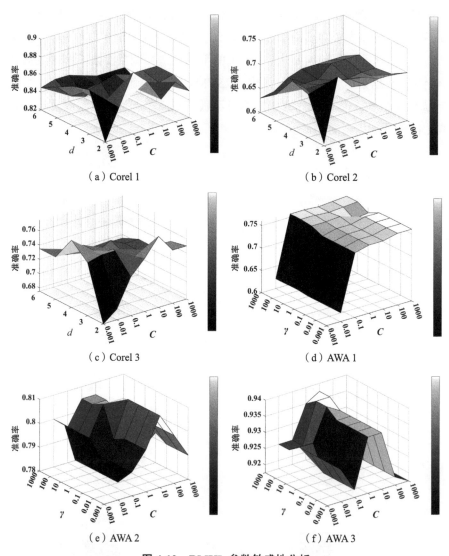

（a）Corel 1　　　　　　　　　　　　（b）Corel 2

（c）Corel 3　　　　　　　　　　　　（d）AWA 1

（e）AWA 2　　　　　　　　　　　　（f）AWA 3

图 4-10　RMKL 参数敏感性分析

4.6.4　谱分析

本节参考 Lee 等（2007）的做法，对多视角数据集的特征值与迹进行分析，旨在说明简约核能够保留完整核的大部分信息。

首先，引入 Nyström 的概念，将完整核 $K(A, A')$ 用近似核 $\bar{K}$ 进行替代，

并表示为

$$K(A, A') \approx K(A, \overline{A}')K(\overline{A}, \overline{A}')^{-1}K(\overline{A}, A') \approx \overline{K}, \quad （4-22）$$

其中，$\overline{A}$ 是从 A 中随机选择的子集。令 $\overline{v} = K(\overline{A}, \overline{A}')^{-1}K(\overline{A}, A')v$，则式（4-22）可重写为

$$K(A, A')v \approx K(A, \overline{A}')K(\overline{A}, \overline{A}')^{-1}K(\overline{A}, A')v = K(A, \overline{A}')\overline{v}. \quad （4-23）$$

随后，以 AWA 数据集和 RBF 核为例，固定 $\gamma = 10$，RR $= 0.2$，采用最大特征值之差（Max-diff）以及相对迹之差（Rel-diff）度量完整核与近似核的差异（Lee 等，2007）。由附表 A.3-10 可知，完整核与近似核的特征值与迹十分接近。受篇幅所限，图 4-11 仅展示了完整核与近似核在前 6 个数据集上的特征值差异。结果表明，多视角数据集中的简约核能够保留完整核的大部分信息，这解释了为何 RPSVM-2V 和它的拓展模型能够取得与完整核相当的性能。

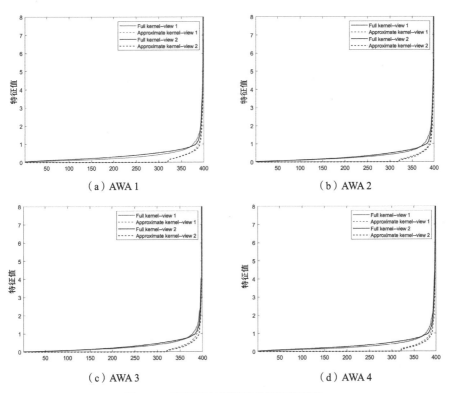

图 4-11　完整核与近似核的特征值差异

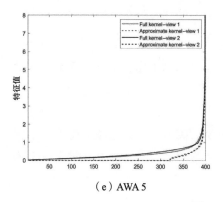

（e）AWA 5

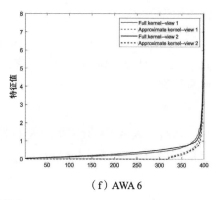

（f）AWA 6

图 4-11（续）

第 5 章

类别不平衡学习（一）

本章针对医疗领域广泛存在的类别不平衡问题进行深入研究，以代价敏感学习为出发点，通过引入 Stein 非对称损失函数，基于支持向量机构建新算法。

5.1 类别不平衡学习方法

类别不平衡问题是指不同类别的样本数量存在较大差异的情形，它在现实生活中十分常见，尤其是医疗领域（赵楠等，2018）。例如，患癌的人群数量通常远小于不患癌的人群数量。在这种数据集上训练出的模型往往会向数量多的类别偏倚（李艳霞等，2019），从而削弱分类器的泛化能力，由此诞生了类别不平衡学习（class imbalance learning，CIL）方法，主要包括数据层面的方法以及模型层面的方法。其中，数据层面的方法以采样方法为代表，而模型层面的方法主要有代价敏感学习（cost-sensitive learning，CSL）与集成学习方法（Li 等，2023）。

5.1.1 采样

采样是指在训练之前通过采样技术重平衡类别的一类方法。随机下采样（randomly undersample，RUS）与随机上采样（randomly oversample，ROS）是较简单的采样方法，在类别不平衡问题中得到了广泛应用（Weiss，2004；Batuwita 等，2010b；Richhariya 等，2020）。具体来说，样本数量的减少会加快 RUS 的运行速度，但丢失的信息也会一定程度地削弱模型的性能，在类别极端不平衡时尤为明显。相比之下，ROS 能够避免信息的丢失，但计算速度有限。此外，仅重复已有样本会带来大量的冗余信息，并有可能出现过拟合的现象。为此，Chawla 等（2002）提出了 SMOTE 算法，通过线性插值的方法生成少类样本。原始 SMOTE 主要在输入空间中作用，这与 SVM 在核特征空间中的运行是有所区别的。基于此，Mathew 等（2015）提出了基于核的 SMOTE 算法（kernel-based SMOTE，K-SMOTE），通过在特征空间中增广 Gram 矩阵实现少类样本的合成。考虑到合成样本可能会受到异常值的影响，Liang 等（2020）基于 K- 均值和 SVM 算法提出了有限半径的 SMOTE 算法（SMOTE with limited radius，LR-SMOTE）。除合成样本以外，也有学者将 Universum（Weston 等，2006）视为新的少类样本并获得了不错的分类效果（Richhariya 等，2020）。

5.1.2　代价敏感学习

代价敏感学习是指为不同类别的错误分配不同成本的一类方法，本质上希望给予少类样本更多的关注，其中不同的错误成本可以通过修改惩罚参数和修改损失函数这两个角度实现。

（1）**基于惩罚参数的方法**：代价敏感支持向量机是首个不同错误成本法（different error cost，DEC）（Veropoulos 等，1999），它赋予正类样本和负类样本不同的惩罚参数，实现了"类间"多样性。目前，有学者从概率启发式角度（Masnadi-Shirazi 等，2010；Iranmehr 等，2019）以及风险最小化角度（Shao 等，2014；Liu 等，2019；Kim 等，2020）对 DEC 进行了扩展。Shao 等（2014）将下采样与 DEC 引入双子支持向量机，实现了对类别不平衡数据的分类。Liu 等（2019）结合特征选择与 DEC 对乳腺癌进行了诊断。Kim 等（2020）基于 DEC 方法构建了一个混合神经网络，能够解决多模态数据中类别极端不平衡的问题。不难发现，DEC 及其变体方法能够有效关注不同类别间的差异，但会忽视每个示例的特性。为此，Batuwita 等（2010a）提出了解决类别不平衡问题的模糊支持向量机（fuzzy support vector machines for class imbalance learning，FSVM-CIL），此后受到研究者们的广泛青睐（Yu 等，2019；Cao 等，2020；Tao 等，2020）。不同于 DEC，这类模型为每个样本赋予不同的成本，充分挖掘了每个示例的内在特性，但其成功的关键在于设计好的模糊隶属度函数（fuzzy membership function）。

（2）**基于损失函数的方法**：度量模型复杂度的正则项与衡量损失大小的经验风险是机器学习模型的重要组成部分，因此引入不同的损失函数成为构建模型的有效途径。Wu 等（2007）、Wang 等（2019c）和 Phoungphol 等（2012）分别基于截断的合页损失以及 Ramp 损失处理类别不平衡的噪声数据。Varian（1975）提出了 LINEX 损失函数，并被 Ma 等（2019）首次引入机器学习。随后，Tang 等（2021b）采用更稳健的 BLINEX（bounded LINEX）损失函数构建了代价敏感支持向量机，并在信用风险评估中得到有效利用。最近，深度类别不平衡损失受到了研究者们的广泛关注。加权交叉熵（weighted cross-entropy，WCE）（Ronneberger 等，2015；Pihur 等，2007）是最常使用的深度类别不平衡损失。与深度学习中常用的交叉熵（cross-entropy，CE）损失函数相比，WCE 通过为少类样本分配更多的权重实现代价敏感。针对 WCE，柴文光等（2022）提出了两种权重设置策略，有效缓解了类别不平衡数据带来的过拟合问题。一般情况下，WCE 中的权重可设置为每个批次中类别频率的倒数（Du 等，2021）。与 DEC 类似，WCE 仅实现了"类间"多样性，即不同类别的样本权重不同，而相同类别的样本权重相同。焦点损失（focal loss，FL）（Lin 等，2017）是另一个经典的深度类别不平衡损失。它最初用于解决人脸识别中难分样本的分类问题，后来通过引入一个权重参数解决了类别不平衡的学习问题。Cui 等（2019b）引入有效样本的概念并提出了类别平衡（class-balanced，CB）损失。黄庆康等（2019）根据小批量内样本的标签信息提出了一种自适应调整各样本权重的损失函数。姚佳奇等（2021）提出了一种加权成对损失，可赋予距离较小的正负样本对更大的损失，进而使分类器更多地关注难以区分的样本对。除此以外，深度学习中还有许多针对特定问题设计的类别不平衡损失函数，例如针对目标检测问题的交并比（intersection-over-union，IOU）损失（Yu 等，2016）、针对分割问题的 DICE 损失（Milletari 等，2016；Zhu 等，2019）等。

5.1.3　集成学习

集成学习是指采用套袋（bagging）或提升（boosting）策略的一类方法，它由若干弱（基）分类器按照某种方式组合而成（周钢等，2018）。

其中，套袋策略中的各分类器是相互独立的，提升策略的各分类器是相互依赖的。在类别不平衡学习中，套袋和提升策略通常与采样方法或代价敏感学习同时出现（Pan 等，2015）。对于采样集成方法，EasyEnsemble（Liu等，2008）、RUSBoost（Seiffert 等，2009）、SMOTEBoost（Chawla 等，2003）、xEnsemble（魏勋等，2018）等在多种学习任务中得到了广泛应用。对于代价敏感集成方法，Kang 等（2006）和 Tao 等（2019b）分别将代价敏感 SVM 与套袋和提升策略进行了结合。除上述两种方法以外，采样技术与代价敏感的结合也可称为集成方法。Mathew 等（2017）将 DEC 与 K-SMOTE 结合，并提出了基于加权核的 SMOTE 算法（weighted kernel-based SMOTE，WK-SMOTE）。

整体来看，三种不平衡学习的方法各有优缺点。采样方法易于实施，但会改变数据分布，使最终的模型无法准确刻画原始数据的分布特征，进而影响其可用性；集成方法采用若干基学习器提升模型的性能，但计算成本高昂；相比之下，代价敏感学习通过调整惩罚参数或设计新的损失函数直接修改模型，使其对类别不平衡的数据不敏感，是目前学术界的研究热点。一般来说，一个好的代价敏感模型应具备以下特性：

（1）**性质 1**：少类样本的惩罚参数大于多类样本的惩罚参数（Veropoulos 等，1999）。

（2）**性质 2**：给定分类错误 ξ，损失函数 $L(\xi)$ 单调递增，即满足 $L'(\xi) \geq 0$（Cortes 等，1995）。

（3）**性质 3**：对于相同大小的分类错误，少类样本的损失大于多类样本的损失（Ma 等，2020；Tang 等，2021b）。

（4）**性质 4**：随着分类错误 ξ 的逐渐增大，损失函数 $L(\xi)$ 的增长率逐渐减小，即满足 $L''(\xi) \leq 0$（Wu 等，2007；Phoungphol 等，2012；Tang 等，2021b）。

具体来看，性质 1 通过调节惩罚参数实现代价敏感；性质 2 意味着分类错误越大，损失越大；性质 3 通过为少类样本分配更大的损失而使模型更多关注少类样本的分类错误；性质 4 限制了异常值或噪声的损失大小，使模型更加稳健。

鉴于损失函数的改进是构建机器学习模型的有效途径，本章将从损失函数的角度出发，以上述 4 个性质为指导原则，构建具有良好性能的代价敏感学习方法。

5.2　DEC

DEC 的首个算法是代价敏感支持向量机（Veropoulos 等，1999），它的最优化问题可表示为

$$
\begin{aligned}
\min_{w,\xi} \quad & \frac{1}{2}\|w\|^2 + C_+ \sum_{y_i=+1} \xi_i + C_- \sum_{y_i=-1} \xi_i, \\
\text{s.t.} \quad & y_i(w \cdot x_i) + \xi_i \geqslant 1,\ i = 1, \cdots, m, \\
& \xi_i \geqslant 0,\ i = 1, \cdots, m,
\end{aligned}
\tag{5-1}
$$

其代价敏感学习策略通过调整非负惩罚参数 C_+ 和 C_- 实现。在医疗领域，正类样本的数量往往少于负类样本的数量，设置 $C_+ > C_-$ 可给予少类样本更多的关注并实现"类间"多样性。除此以外，DEC 的分类误差由线性增长的 Hinge 损失函数度量，它通常对噪声和异常值敏感。

5.3　修正 Stein 损失函数

Stein 损失函数最初由 James 等（1961）提出，其形式为

$$
L(\xi) = \xi - 1 - \ln \xi ,
\tag{5-2}
$$

已在统计领域得到广泛应用（Tsukuma，2016；Meena 等，2020，2021），但尚未在机器学习中得到尝试。从图 5-1（a）可以看出，原始 Stein 损失函数（5-2）并不满足 5.1 节中关于一个好的损失函数应具有的四条性质，需要对其进行修正才能应用于代价敏感学习中。

首先，由性质 2 可知，损失函数应在 $\xi \geqslant 0$ 时单调递增。然而，原始 Stein 损失函数（5-2）只在 $\xi > 1$ 时满足该条件，为此将它向左平移 1 个单位，得到新的损失函数记为 L_1，具体表示为

$$L_1(\xi) \quad = (\xi + 1) - 1 - \ln(\xi + 1)$$
$$= \xi - \ln(\xi + 1),$$

（5-3）

其函数图像如图 5-1（b）所示。显然，式（5-3）在 $\xi > 0$ 时满足 $L'_1(\xi) > 0$。

接着，为了得到一个稳健的损失函数（性质 4），我们用 $\frac{1}{\xi + 1}$ 替换式（5-2）中的 ξ，得到的新损失函数记为 L_2，具体表示为

$$L_2(\xi) = \frac{1}{\xi + 1} - 1 - \ln\left(\frac{1}{\xi + 1}\right),$$

（5-4）

其函数图像如图 5-1（c）所示。显然，L_2 的函数图像始终处于 L_1 的下方，并在 $\xi > 0$ 时满足 $L'_2(\xi) > 0$，在 $\xi > 1$ 时满足 $L''_2(\xi) < 0$。

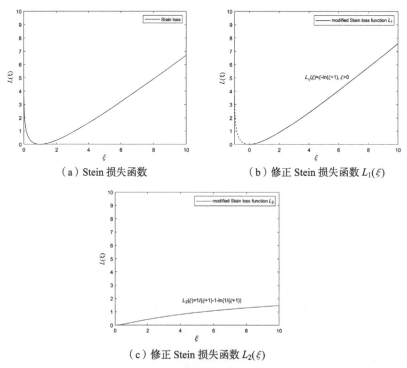

（a）Stein 损失函数　　　　　　（b）修正 Stein 损失函数 $L_1(\xi)$

（c）修正 Stein 损失函数 $L_2(\xi)$

图 5-1　Stein 损失函数与修正 Stein 损失函数

不难发现，在上述四条性质的指导下，基于 L_1 和 L_2 的代价敏感模型可从以下两个选择展开：

（1）选择一：将 $L_1(\xi)$ 和 $L_2(\xi)$ 分别作为少（正）类和多（负）类样

本的损失函数。于是，模型可以从损失函数和惩罚参数两个角度实现代价敏感的学习策略，灵活性好，如图 5-2（a）所示。此时，性质 1、性质 2、性质 3 得到满足。

（2）选择二：将 $L_2(\xi)$ 作为少（正）类和多（负）类样本的损失函数。于是，模型可以通过设置惩罚参数 $C_+ > C_-$ 实现代价敏感的学习策略，稳健性好，如图 5-2（b）所示。此时，性质 1、性质 2、性质 4 得到满足。

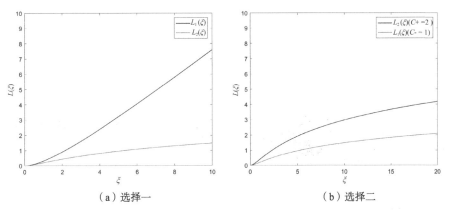

（a）选择一　　　　　　　　　（b）选择二

图 5-2　基于修正 Stein 损失函数的两种选择

5.4　CSMS

考虑二分类数据集 $S = \{(x_i, y_i)\}_{i=1}^{m}$，其中 $x_i \in R^n$ 表示第 i 个样本的输入，$y_i \in \{+1, -1\}$ 表示对应的标签。不失一般性，假定负类样本的数量大于正类样本的数量（$m^- > m^+$）。

基于选择一，构建基于修正 Stein 损失函数的代价敏感学习模型（cost-sensitive learning with modified Stein loss function，CSMS），它的最优化问题表示为

$$
\min_{w,\xi} \quad \frac{1}{2}\|w\|^2 + C_+ \sum_{y_i=+1} L_1(\xi_i) + C_- \sum_{y_i=-1} L_2(\xi_i)
$$

$$
\text{s.t.} \quad y_i(w \cdot x_i) + \xi_i \geqslant 1, \ i = 1, \cdots, m,
$$

$$
\xi_i \geqslant 0, \ i = 1, \cdots, m,
$$

（5-5）

其中$\frac{1}{2}\|w\|^2$是度量模型复杂度的正则项，C_+ 和 C_- 分别是正负样本的非负
惩罚参数，ξ 是非负松弛变量，$L_1(\xi)$ 和 $L_2(\xi)$ 分别是正负样本的损失函数。

以 R^2 的情形为例，CSMS 的直观解释可由图 5-3 表示。对于正确分类
的样本 $(x_p, +1)$ 和 $(x_q, -1)$，模型不采取任何惩罚。对于误分类的样本，少
类样本的损失以更快的增长速度大于多类样本的损失。例如，对两个误分
类的样本 $(x_i, +1)$ 和 $(x_j, -1)$，有 $L_1(\xi_i) > L_2(\xi_j)$ 且 $L'_1(\xi_j) > L'_2(\xi_j) > 0$，此时
性质 1 ~ 性质 3 得以满足。特别地，当 $C_+ = C_-$ 时，仍有 $L_1 > L_2$。上述分
析说明，CSMS 可以从惩罚参数和损失函数两个角度实现代价敏感的学习
策略，灵活性好。

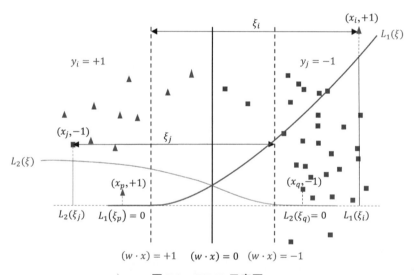

图 5-3　CSMS 示意图

基于选择二，构建稳健的 CSMS 模型（robust CSMS，RCSMS），它
的最优化问题表示为

$$\min_{w,\xi} \quad \frac{1}{2}\|w\|^2 + C_+ \sum_{y_i=+1} L_2(\xi_i) + C_- \sum_{y_i=-1} L_2(\xi_i)$$
$$\text{s.t.} \quad y_i(w \cdot x_i) + \xi_i \geqslant 1, \ i = 1,\cdots,m, \tag{5-6}$$
$$\xi_i \geqslant 0, \ i = 1,\cdots,m.$$

除正类样本的损失函数以外，模型的分析与问题（5-5）保持一致。

仍以 R^2 的情形为例，RCSMS 的直观解释可由图 5-4 表示。对于正确分类的样本 $(x_p, +1)$ 和 $(x_q, -1)$，模型不采取任何惩罚。对于分类错误为 ξ_i 的噪声样本 $(x_i, +1)$，有 $L_1(\xi_i) > L_2(\xi_i)$。此时，在 CSMS 中最小化 $L_1(\xi_i)$ 可能削弱模型对其他正常样本的分类能力。相比之下，$L_2''(\xi_i) < 0$ 的性质能限制 RCSMS 中损失函数的增长率，进而使模型对异常值和噪声不敏感。此时，性质 1、性质 2、性质 4 得以满足。但需要注意的是，RCSMS 的正负样本采用的损失函数相同，模型只能通过调整惩罚参数 C_+ 和 C_- 实现代价敏感的学习策略，但稳健性较好。

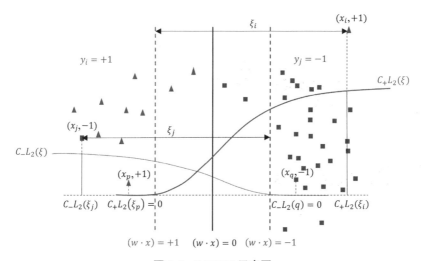

图 5-4　RCSMS 示意图

对于新来的样本 x，它的标签可通过问题（5-5）和问题（5-6）的最优解 w^* 计算得出，具体如下：

$$f(x) = \mathrm{sgn}(w^* \cdot x)\,, \qquad (5\text{-}7)$$

其中

$$\mathrm{sgn}(z) = \begin{cases} 1, & z \geqslant 0\,; \\ -1, & z < 0\,. \end{cases} \qquad (5\text{-}8)$$

5.5 理论分析

本节通过 Rademacher 复杂度（Bartlett 等，2002）对 CSMS 与 RCSMS 的泛化误差界进行理论分析。证明过程与（Tang 等，2021b）类似，此处略去。

定理 5.1 给定 $\delta \in (0,1)$，$E \in R^+$，定义函数类 $\mathcal{F} = \{f | f : x \to w'x, ||w|| \leqslant E\}$ 和 $\tilde{\mathcal{F}} = \{\tilde{f} | \tilde{f} : (x,y) \to -yf(x), f(x) \in \mathcal{F}\}$，并假定数据集 $S = \{(x_i, y_i)\}_{i=1}^m$ 是依据分布 $\mathcal{D}$ 选取的 m 个样本。若 CSMS 与 RCSMS 的最优解 w^* 满足 $||w||^* \leqslant E$，则对每一个 $f(x) \in \mathcal{F}$，决策函数（5-7）以至少 $1-\delta$ 的概率满足

$$P_{\mathcal{D}}(yf(x) \leqslant 0) \leqslant \frac{1}{m}\sum_{i=1}^m \xi_i + \frac{4E}{m}\sqrt{\sum_{i=1}^m K(x_i, x_i)} + 3\sqrt{\frac{\ln(2/\delta)}{2m}}, \quad (5\text{-}9)$$

其中 $K(\cdot,\cdot)$ 是核函数，$\xi_i = [1 - y_i f(x_i)]_+$。

5.6 模型优化

考虑到最优化问题（5-5）和问题（5-6）的非凸性质，这里采用小批量梯度下降法（mini-batch gradient descent，MBGD）对它们进行求解。

首先，将问题（5-5）转化为无约束优化问题

$$\min_{w,\xi} \quad \frac{1}{2}||w||^2 + C_+ \sum_{y_i=+1} L_1(\xi_i^+) + C_- \sum_{y_i=-1} L_2(\xi_i^-), \quad (5\text{-}10)$$

其中正类样本对应的松弛变量 $\xi_i^+ = [1 - (w \cdot x_i)]_+$，负类样本对应的松弛变量 $\xi_i^- = [1 + (w \cdot x_i)]_+$。

给定一个正类样本 $(x_i, +1)$，令 $f_i^+(w) = \frac{1}{2}||w||^2 + C_+ L_1(\xi_i^+)$，则有

$$\begin{aligned}
\nabla_w f_i^+ &= w + C_+ \frac{\partial L_1(\xi_i^+)}{\partial \xi_i^+} \cdot \frac{\partial \xi_i^+}{\partial w} \\
&= w + C_+(-x_i)\left(1 - \frac{1}{\xi_i^+ + 1}\right)\mathbb{1}[1 - (w \cdot x_i)] \qquad (5\text{-}11) \\
&= w + C_+ x_i\left(\frac{1}{\xi_i^+ + 1} - 1\right)\mathbb{1}[1 - (w \cdot x_i)].
\end{aligned}$$

给定一个负类样本 $(x_j, -1)$，令 $f_j^-(w) = \frac{1}{2}\|w\|^2 + C_- L_2(\xi_j^-)$，则有

$$
\begin{aligned}
\nabla_w f_j^- &= w + C_- \frac{\partial L_2(\xi_j^-)}{\partial \xi_j^-} \cdot \frac{\partial \xi_j^-}{\partial w} \\
&= w + C_- x_j \left(-\frac{1}{(\xi_j^- + 1)^2} + \frac{1}{\xi_j^- + 1} \right) \mathbb{1}[1 + (w \cdot x_j)] \quad (5\text{-}12) \\
&= w + C_- x_j \left(\frac{1}{\xi_j^- + 1} - \frac{1}{(\xi_j^- + 1)^2} \right) \mathbb{1}[1 + (w \cdot x_j)].
\end{aligned}
$$

于是，CSMS 可通过算法 5.1 求解。对于 RCSMS，$\nabla_w f_i^+ = w + C_+ x_i$ $\left(\frac{1}{(\xi_i^+ + 1)^2} - \frac{1}{\xi_i^+ + 1} \right) \mathbb{1}[1 - (w \cdot x_i)]$。

算法 5.1　CSMS

输入：训练集 S，参数 C_+，$C_- > 0$，最大迭代次数 T，学习率 $\eta > 0$，收敛阈值 $\varepsilon\,(0 < \varepsilon \ll 1)$，正类和负类的小批量大小 k^+ 和 k^-；

初始化：w_0；

执行：

$t = 0$；

当 $t < T$ 且 $\frac{\|w_{t+1} - w_t\|}{\|w_t\|} > \varepsilon$ 时：

（1）随机选择 k^+ 个正类样本与 k^- 个负类样本，且满足 $\frac{k^+}{k^-} = \frac{m^+}{m^-}$；

（2）根据式（5-11）计算小批量正类样本的梯度：$\nabla_{w_t}^+ = \sum\limits_{i=1}^{k^+} \nabla_{w_t} f_i^+$；

（3）根据式（5-12）计算小批量正类样本的梯度：$\nabla_{w_t}^- = \sum\limits_{j=1}^{k^-} \nabla_{w_t} f_j^-$；

（4）$w_t = w_t - \frac{\eta}{k^+ + k^-}(\nabla_{w_t}^+ + \nabla_{w_t}^-)$；

（5）$t = t + 1$；

输出：决策函数（5-7）。

5.7 实验分析

5.7.1 实验设置

（1）**运行环境**：实验环境为 Linux 操作系统，48 Intel（R）Xeon（R）Silver 4110CPU @ 2.10GHz，MATLAB R2017b 64 位。所有模型采用 LIBSVM 工具箱（Chang 等，2011）求解。

（2）**数据集描述**：

① 合成数据集：由服从正态分布的 30 个正类样本与 100 个负类样本构成。其中，正类样本的均值和方差分别为（5, 5）和 [1, 0; 0, 1]，负类样本的均值和方差分别为（6, 3）和 [1, 0; 0, 1]。

② 真实数据集：由来自 KEEL 数据库和 UCI 数据库（Asuncion 等，2007; Alcalá-Fdez 等, 2011)的非平衡二分类数据集构成，详细描述见表5-1。其中，类别不平衡比（class-imbalanced ratio，IR）定义为 m^-/m^+。

（3）**数据预处理**：所有数据按照特征列的最小值与最大值进行归一化。

（4）**基准方法**：

① SVM（Cortes 等，1995）：不采取任何类别不平衡策略的标准 SVM；

② RUS（Weiss，2004）：随机下采样负类样本的标准 SVM；

③ ROS（Batuwita 等，2010b）：随机上采样正类样本的标准 SVM；

④ SMOTE（Chawla 等，2002）：合成正类样本的标准 SVM；

⑤ DEC（Veropoulos 等，1999）：代价敏感 SVM。

（5）**参数设置**：对于 CSMS 和 RCSMS，惩罚参数 C_+ 和 C_- 在 [10^{-3}, 10^3] 范围内变化；对于基准方法，参数 C 在相同范围内选择；对于 SMOTE，最近邻的数量固定为 5；对于 DEC，正类样本和负类样本的错误成本分别设置为 $(Cm)/(2m^+)$ 和 $(Cm)/(2m^-)$。所有实验采用 5 折交叉验证，并通过网格搜索策略寻找最优参数组合。

（6）**评价标准**：采用 Gmeans、F 值、AUC 和标准差作为评价指标，其中

$$\text{Gmeans} = \sqrt{\frac{TP}{TP+FN} \times \frac{TN}{TN+FP}}, \qquad （5\text{-}13）$$

TP, TN, FP, FN 的含义同 4.6.1 节。

表 5-1　数据集描述

序号	数据集	特征	样本	IR
1	iris0	4	150	2.00
2	glass0	9	214	2.06
3	a5a	123	32561	3.15
4	ecoli1	7	336	3.36
5	ecoli2	7	336	5.46
6	yeast3	8	1484	8.10
7	ecoli3	7	336	8.60
8	ecoli-0-3-4_vs_5	7	200	9.00
9	ecoli-0-2-3-4_vs_5	7	202	9.10
10	yeast-0-2-5-6_vs_3-7-8-9	8	1004	9.14
11	ecoli-0-4-6_vs_5	6	203	9.15
12	ecoli-0-2-6-7_vs_3-5	7	224	9.18
13	ecoli-0-3-4-6_vs_5	7	205	9.25
14	ecoli-0-1_vs_5	6	240	11.00
15	ecoli-0-1-4-6_vs_5	6	280	13.00
16	ecoli4	7	336	15.80
17	shuttle-5_vs_1-2-3-4-6-7	9	14500	16.92
18	yeast6	8	1484	41.40

5.7.2　实验结果

5.7.2.1　合成数据集性能

图 5-5 和图 5-6 分别展示了模型在无噪声和有噪声的合成数据集上的性能。显然，CSMS 和 RCSMS 在两种情况下都优于 SVM 和 DEC 的性能。具体来说，SVM 对多类样本的分类表现突出，但对少类样本则不然，这限制了它的 Gmeans 大小。相比之下，CSMS 与 RCSMS 能更好地权衡两个

类别的分类准确率。特别地，CSMS 的性能略微优于 RCSMS，这可能是由于它可以更灵活地从惩罚参数和损失函数两个角度实现代价敏感所导致的。为进一步验证 RCSMS 的稳健性，表 5-2 计算了图 5-6 中的噪声点的损失。不难发现，RCSMS 的损失值最小，这说明它对应的损失函数对噪声点不敏感，模型具有一定的稳健性。

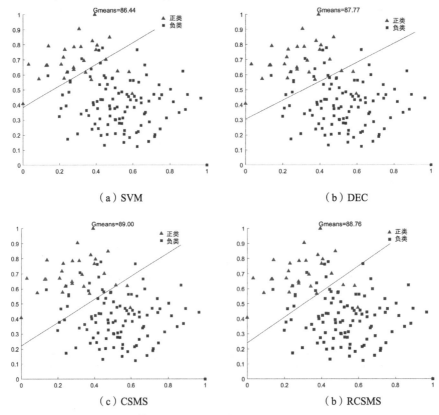

图 5-5　模型在无噪声合成数据集上的性能（%）

5.7.2.2　真实数据集性能

附表 B.1-1 总结了模型在真实数据集上的 Gmeans。可发现，CSMS 和 RCSMS 分别在超过一半的数据集上实现了最佳的性能，并在其余数据集上也十分接近最优值。总体来看，RCSMS 擅长处理 IR < 15 的情况，而 CSMS 由于其灵活性，能更有效地应对类别极端不平衡（IR > 40）的情况。

至于基准方法，RUS 和 DEC 仅能在一个数据集上超越 CSMS 与 RCSMS 的性能，更直观的表达如图 5-7（a）所示。除此以外，Gmeans 的平均排序也反映了 CSMS 与 RCSMS 的竞争优势。特别地，在类别极端不平衡的数据集 *yeast6* 上，SVM 将所有正类点都判定为负类点，这使它的 Gmeans 为 0，说明了采用类别不平衡学习策略的必要性。

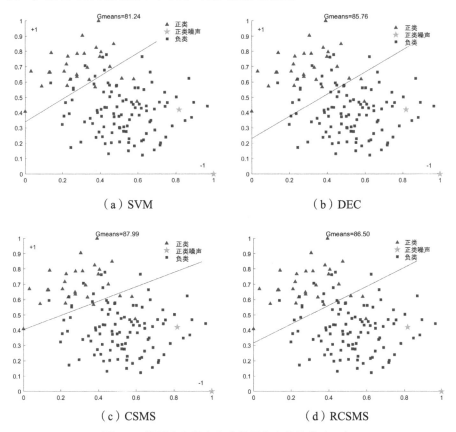

图 5-6 模型在有噪声合成数据集上的性能（%）

表 5-2 噪声样本的损失

方法	ξ	损失函数	$L(\xi)$
DEC	2.4078	$L(\xi) = \xi$	2.4078
CSMS	1.9994	$L_1(\xi) = \xi - \ln(\xi+1)$	0.9010
RCSMS	2.0415	$L_2(\xi) = \frac{1}{\xi+1} - 1 - \ln\left(\frac{1}{\xi+1}\right)$	0.4411

附表 B.1-2 总结了模型在真实数据集上的 F 值。可发现，CSMS 与 RCSMS 大约在 80% 的数据集上取得最佳的结果，更直观的表达如图 5-7（b）所示。需要注意的是，尽管 RCSMS 中增长率逐渐减小的损失函数会增强模型的稳健性，但它也同样会限制模型在非噪声以及高度不平衡数据集上的性能。例如，在 $yeast\ 6$（IR > 40）数据集上，RCSMS 的 F 值仅有 7.75%。即使如此，F 值的平均排序也能验证 CSMS 与 RCSMS 在类别不平衡学习中的有效性。

附表 B.1-3 总结了模型在真实数据集上的 AUC。可发现，CSMS 与 RCSMS 总共在接近 80% 的数据集上取得了最佳的性能，并在其他数据集上也十分接近最优值，更直观的表达如图 5-7（c）所示。与 Gmeans 和 F 值取得的结论类似，AUC 的平均排序也证实 CSMS 与 RCSMS 擅长处理类别不平衡的问题。

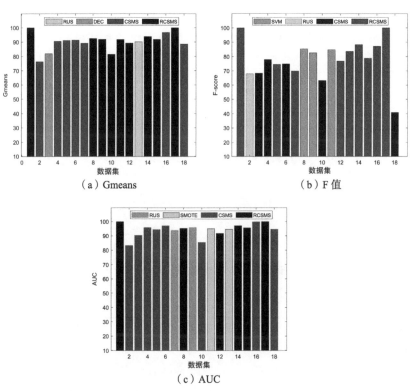

（a）Gmeans （b）F 值

（c）AUC

图 5-7　真实数据集上的最佳方法

综上所述，合成数据集和真实数据集上的 Gmeans、F 值和 AUC 都证实了 CSMS 和 RCSMS 是有效的类别不平衡学习方法。在合成数据集上的实验表明，RCSMS 对噪声不太敏感，并且可以获得比标准 SVM 和 DEC 更好的性能。在真实数据集上的实验表明，RCSMS 在 IR 小于 15 时表现出色，但在面对高度不平衡的无噪声数据时，它的性能可能有限。相比之下，CSMS 比较灵活，能够有效应对嘈杂和高度不平衡的数据。特别地，CSMS 与 RCSMS 还在大规模的类别不平衡数据集中表现突出。例如，在 *shuttle-5_vs_1-2-3-4-6-7* 数据集上，CSMS 与 RCSMS 的所有评价指标都优于基准方法。

5.7.3 参数敏感性分析

以六个数据集为例，图 5-8 和图 5-9 分别展示了 CSMS 与 RCSMS 在不同 (C_+, C_-) 组合下的性能变化情况。显然，随着 C_+ 的增加，Gmeans 先上升后减小。特别地，当 C_+ 很小时，CSMS 与 RCSMS 对 C_- 的变化不敏感。整体来看，CSMS 与 RCSMS 的最佳性能在 $C_+ > C_-$ 时取得，这体现了代价敏感的学习机制。现实中，可经验地将 C_+ 设置为一个较大的值，并满足 $C_+ > C_-$。事实上，这等价于将 C_- 固定为 1，通过设置 $C_+/C_- > 1$ 去实现代价敏感的学习策略。

5.7.4 收敛性分析

为验证 MBGD 算法的有效性，图 5-10 和图 5-11 以前述六个数据集为例，绘制了 CSMS 与 RCSMS 的目标函数值随迭代次数的变化情况。结果显示，经过 200 次迭代后，模型在大部分数据集上的目标函数值略有波动且逐渐收敛到一个稳定的状态，说明可通过 MBGD 算法收敛至一个较好的近似解。

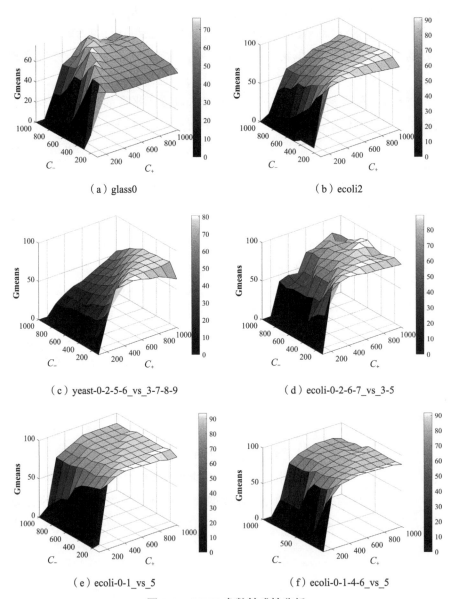

（a）glass0

（b）ecoli2

（c）yeast-0-2-5-6_vs_3-7-8-9

（d）ecoli-0-2-6-7_vs_3-5

（e）ecoli-0-1_vs_5

（f）ecoli-0-1-4-6_vs_5

图 5-8　CSMS 参数敏感性分析

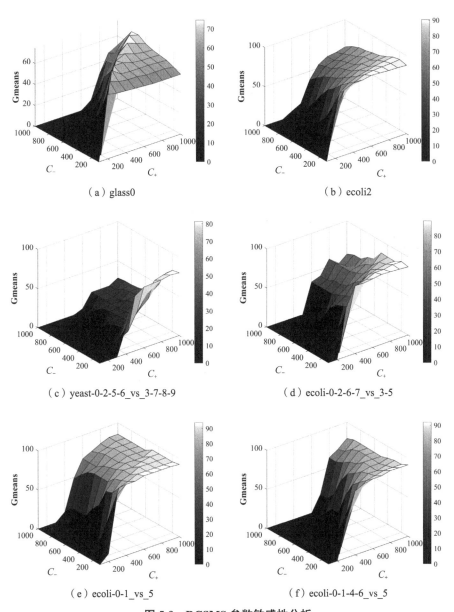

图 5-9　RCSMS 参数敏感性分析

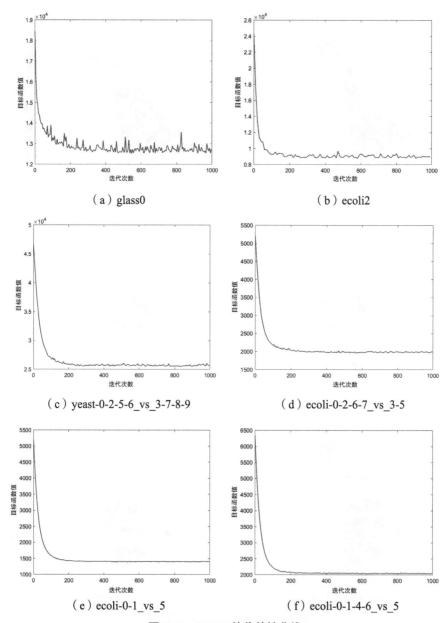

（a）glass0

（b）ecoli2

（c）yeast-0-2-5-6_vs_3-7-8-9

（d）ecoli-0-2-6-7_vs_3-5

（e）ecoli-0-1_vs_5

（f）ecoli-0-1-4-6_vs_5

图 5-10　CSMS 的收敛性曲线

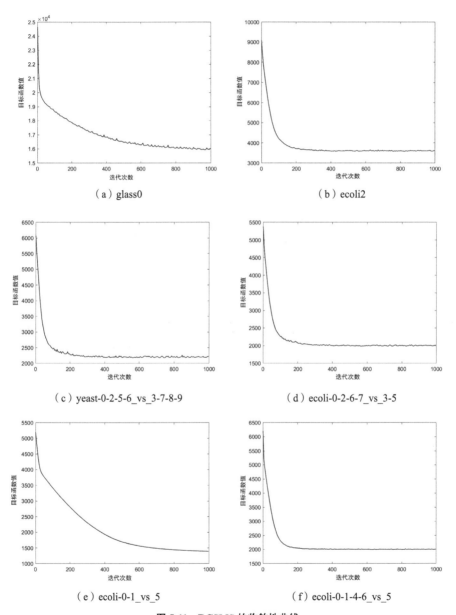

图 5-11　RCSMS 的收敛性曲线

第 6 章

类别不平衡学习（二）

本章继续研究类别不平衡问题，将 LINEX 损失函数引入 v-SVM 中，提出基于该损失函数的代价敏感 v- 支持向量机（cost-sensitive v-support vector machine，v-CSSVM）。

6.1 v-SVM

C-SVM 与 v-SVM 在各个领域都取得了广泛成功（Tang 等，2019b；Yang 等，2020；Wang 等，2021），已有理论分析证明二者在性能上是完全等价的。相比之下，v-SVM 具有更直观的定量意义，它的参数 v 可以用来控制模型的稀疏性（Schölkopf 等，2000；Deng 等，2012）。其最优化问题为

$$\min_{w,\xi,\rho} \quad \frac{1}{2}\|w\|^2 - v\rho + \frac{1}{m}\sum_{i=1}^{m}\xi_i$$
$$\text{s.t.} \quad y_i\left(w\cdot x_i\right) + \xi_i \geqslant \rho, \ i = 1,\cdots,m, \tag{6-1}$$
$$\xi_i \geqslant 0, \ i = 1,\cdots,m,$$
$$\rho \geqslant 0,$$

其中参数 v 是间隔错误训练点个数占总训练点数份额的上界，也是支持向量个数占总训练点数份额的下界。因此，通过选择 v 的大小可以定量地控制模型的稀疏性。然而如前所述，v-SVM 在处理类别不平衡的数据时容易将少类样本判断为多类样本，进而影响模型的分类性能。

6.2　LINEX 损失函数

LINEX 损失函数最初由 Varian（1975）提出，其形式为

$$L(x) = \exp(ax) - ax - 1, \tag{6-2}$$

其中 a 用来控制 $L(x)$ 的平坦程度，如图 6-1 所示。以 $a > 0$ 为例，$L(x)$ 在
$0 \to +\infty$ 的一侧指数性上升，在 $0 \to -\infty$ 的一侧线性增长。当 $a < 0$ 时，
情形正好相反。LINEX 损失函数源于统计领域（Jaheen，2004；Han，
2019；Arshad 等，2020），近些年开始在机器学习中得到应用。Ma 等
（2019）首次将 LINEX 损失函数引入 SVM，并提出了解决大规模分类问
题的 LINEX-SVM 模型。该模型能对难分样本施加指数性惩罚，而对易分
样本采用线性惩罚。受此启发，LINEX 损失函数也能用于类别不平衡的分
类问题中，分别对少类和多类样本采取指数性和线性的惩罚措施。目前基
于 LINEX 损失函数的类别不平衡研究十分有限。该损失函数在代价敏感
学习中还存在广阔的发展空间。

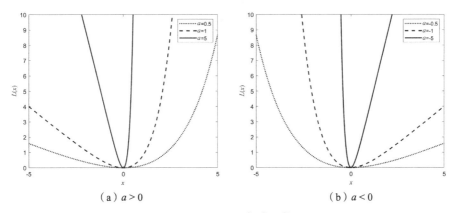

图 6-1　LINEX 损失函数

6.3　ν-CSSVM

考虑二分类数据集 $S = \{(x_i, y_i)\}_{i=1}^{m}$，其中 $x_i \in R^n$ 表示第 i 个样本的输入，

$y_i \in \{+1, -1\}$ 表示对应的标签。不失一般性，假定负类样本的数量大于正类样本的数量 $(m^- > m^+)$。构建代价敏感学习模型 v-CSSVM，其最优化问题为

$$\min_{w,\rho,\xi} \quad \frac{1}{2}||w||^2 - \nu\rho + \frac{1}{m}\sum_{i=1}^{m}(\exp(ay_i\xi_i) - ay_i\xi_i - 1)$$

$$\text{s.t.} \quad y_i(w \cdot x_i) + \xi_i \geqslant \rho, \ i = 1, \cdots, m,$$

$$\xi_i \geqslant 0, \ i = 1, \cdots, m, \qquad\qquad (6\text{-}3)$$

$$\rho \geqslant 0,$$

其中 $\frac{1}{2}||w||^2$ 是度量模型复杂度的正则项，ξ 是非负松弛变量，$\nu \in (0,1]$ 是控制模型稀疏性的参数。

以 R^2 的情形为例，v-CSSVM 的直观解释可由图 6-2 表示。令 $L(\xi) = \exp(ay\xi) - ay\xi - 1\,(a>0)$，方形和三角形标记分别表示多数（负）类和少数（正）类样本，实线和虚线分别代表非对称的 LINEX 损失和对称的 Ramp 损失。对于正确分类的样本 $(x_p, +1)$ 和 $(x_q, -1)$，模型不采取任何惩罚。对于误分类的样本 $(x_i, +1)$ 与 $(x_j, -1)$，情况则完全不同。当 $y_i = +1$ 时，有 $y_i\xi_i > 0$，$L(\xi_i)$ 会随着 ξ_i 的增加而指数上升，如粗实曲线所示。相反，当 $y_j = -1$ 时，有 $y_j\xi_j < 0$，$L(\xi_j)$ 会随着 ξ_j 的增加而线性增长，如细实曲线所示。对于相同大小的分类错误 $\xi_i = \xi_j$，正类样本的损失显著高于负类样本的损失，即 $L(\xi_i) > L(\xi_j)$。由此得出结论：v-CSSVM 能够对每一个示例给予不同的关注，进而实现示例级的代价敏感学习。但需要注意的是，LINEX 损失函数持续增长的特性不满足 5.1 节中的性质 4，相比于某些对称损失函数可能对异常点更敏感。以对称 Ramp 损失函数 $R(\cdot)$ 为例，考虑远离正类超平面 $(w \cdot x) = +1$ 的异常点 $(x_k, +1)$，它的 Ramp 损失值有限，而 LINEX 损失值特别大。然而，当 $\xi_i = \xi_j$ 时，有 $R(\xi_i) = R(\xi_j)$，即 Ramp 损失无差别对待 x_i 与 x_j，无法实现代价敏感学习。

不难发现，v-CSSVM 继承了 v-SVM 与 LINEX 损失函数的优点。一方面，模型的稀疏性可通过调整 ν 的值进行控制，使其优于 C-SVM 与 LINEX 损失函数相结合的模型；另一方面，与某些对称损失函数（如 Ramp）及代价敏感学习方法（如 DEC）相比，v-CSSVM 能够通过调整 a 的值给予每

个示例不同的关注。如图 6-1 所示，a 越大，相应样本的损失就越大。除此以外，LINEX 损失函数具有的光滑、凸且可微的优良性质使问题（6-3）易于求解，具体细节见 6.5 节。

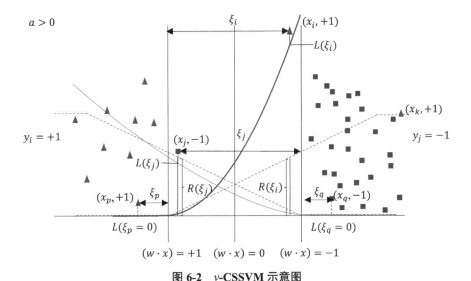

图 6-2　v-CSSVM 示意图

对于新来的样本 x，它的标签可通过问题（6-3）的最优解 w^* 计算得出，具体如下：

$$f(x) = \mathrm{sgn}(w^* \cdot x)，\qquad (6\text{-}4)$$

其中

$$\mathrm{sgn}(z) = \begin{cases} 1，& z \geqslant 0； \\ -1，& z < 0． \end{cases} \qquad (6\text{-}5)$$

6.4　理论分析

本节通过 Rademacher 复杂度（Bartlett 等，2002）对 v-CSSVM 的泛化误差界进行理论分析。

定理 6.1　给定 $\delta \in (0,1)$，$E \in R^+$，定义函数类 $\mathcal{F} = \{f | f : x \to w'x, \|w\| \leqslant E\}$ 和 $\tilde{\mathcal{F}} = \{\tilde{f} | \tilde{f} : (x,y) \to -yf(x), f(x) \in \mathcal{F}\}$，并假定数据集 $S = \{(x_i, y_i)\}_{i=1}^{m}$ 是

依据分布 $\mathcal{D}$ 选取的 m 个样本。若 v-CSSVM 的最优解 w^* 满足 $||w||^* \leqslant E$，则对每一个 $f(x) \in \mathcal{F}$，决策函数（6-4）以至少 $1 - \delta$ 的概率满足

$$P_{\mathcal{D}}(yf(x) \leqslant 0) \leqslant \frac{1}{\rho m}\sum_{i=1}^{m}\xi_i + \frac{4E}{m}\sqrt{\sum_{i=1}^{m}K(x_i, x_i)} + 3\sqrt{\frac{\ln(2/\delta)}{2m}} \ , \quad (6\text{-}6)$$

其中 $K(\cdot, \cdot)$ 是核函数，$\xi_i = [\rho - y_if(x_i)]_+$，$\rho \in (0, +\infty)$。

证明见附录 C.1。

由定理 6.1 可知，v-CSSVM 的泛化误差界会随着样本数量的增加而减小。当 $m \to \infty$ 时，v-CSSVM 紧致的泛化误差界能确保模型具有较好的泛化性能。特别地，当 $\rho = 1$ 时，定理 6.1 退化为 C-SVM 的泛化误差界。

6.5 模型优化

考虑到最优化问题（6-3）的凸性，这里采用交替方向乘子法（alternating direction method of multipliers，ADMM）（Boyd 等，2011）对其进行求解，并通过梯度下降（gradient descent，GD）算法求解它的子问题。

6.5.1 ADMM

引入 $\pi_1 \in R_+^m$，$\pi_2 \in R_+^m$，$\pi_3 \in R_+$，则问题（6-3）可重写为

$$\min_{w, \rho, \xi, \pi_1, \pi_2, \pi_3} \quad \frac{1}{2}||w||^2 - v\rho + \frac{e'}{m}(\exp(aD\xi) - aD\xi - e) + \sum_{j=1}^{3}\delta(\pi_j)$$

$$\text{s.t.} \quad DAw - e\rho + \xi - \pi_1 = 0, \qquad (6\text{-}7)$$

$$\xi - \pi_2 = 0,$$

$$\rho - \pi_3 = 0,$$

其中 $A \in R^{m \times n}$ 表示数据矩阵，D 是标签对角矩阵，$\pi_i (i = 1, 2, 3)$ 为非负松弛变量，e 是任意维度的 **1** 向量，其余符号的含义与问题（6-3）一致。

问题（6-7）的增广朗日函数可表示为

$$L(w, \rho, \xi, \pi_1, \pi_2, \pi_3; u_1, u_2, u_3)$$
$$= \frac{1}{2}||w||_2^2 - v\rho + \frac{e'}{m}(\exp(aD\xi) - aD\xi - e) + \qquad (6\text{-}8)$$

$$\delta_{R_+^m}(\pi_1) + \delta_{R_+^m}(\pi_2) + \delta_{R_+}(\pi_3) +$$

$$u_1'(DAw - e\rho + \xi - \pi_1) + u_2'(\xi - \pi_2) + u_3'(\rho - \pi_3) + \qquad （6-8）续$$

$$\frac{\sigma_1}{2}\|DAw - e\rho + \xi - \pi_1\|_2^2 + \frac{\sigma_2}{2}\|\xi - \pi_2\|_2^2 + \frac{\sigma_3}{2}\|\rho - \pi_3\|_2^2 ,$$

其中 $\sigma_1, \sigma_2, \sigma_3 > 0$ 是惩罚参数，$u_1 \in R_+^m$, $u_2 \in R_+^m$ 和 $u_3 \in R_+$ 为拉格朗日乘子。

于是，原始问题（6-3）可通过 ADMM 进行求解，如算法 6.1 所示。相应的迭代机制为：

$$w^{k+1} = \arg\min_{w} L(w, \rho^k, \xi^k, \pi_1^k, \pi_2^k, \pi_3^k; u_1^k, u_2^k, u_3^k), \qquad （6-9）$$

$$\rho^{k+1} = \arg\min_{\rho} L(w^{k+1}, \rho, \xi^k, \pi_1^k, \pi_2^k, \pi_3^k; u_1^k, u_2^k, u_3^k), \qquad （6-10）$$

$$\xi^{k+1} = \arg\min_{\xi} L(w^{k+1}, \rho^{k+1}, \xi, \pi_1^k, \pi_2^k, \pi_3^k; u_1^k, u_2^k, u_3^k), \qquad （6-11）$$

$$\pi_1^{k+1} = \arg\min_{\pi_1} L(w^{k+1}, \rho^{k+1}, \xi^{k+1}, \pi_1, \pi_2^k, \pi_3^k; u_1^k, u_2^k, u_3^k), \qquad （6-12）$$

$$\pi_2^{k+1} = \arg\min_{\pi_2} L(w^{k+1}, \rho^{k+1}, \xi^{k+1}, \pi_1^{k+1}, \pi_2, \pi_3^k; u_1^k, u_2^k, u_3^k), \qquad （6-13）$$

$$\pi_3^{k+1} = \arg\min_{\pi_3} L(w^{k+1}, \rho^{k+1}, \xi^{k+1}, \pi_1^{k+1}, \pi_2^{k+1}, \pi_3; u_1^k, u_2^k, u_3^k), \qquad （6-14）$$

$$u_1^{k+1} = u_1^k + \tau_1\sigma_1(DAw^{k+1} - e\rho^{k+1} + \xi^{k+1} - \pi_1^{k+1}), \qquad （6-15）$$

$$u_2^{k+1} = u_2^k + \tau_2\sigma_2(\xi^{k+1} - \pi_2^{k+1}), \qquad （6-16）$$

$$u_3^{k+1} = u_3^k + \tau_3\sigma_3(\rho^{k+1} - \pi_3^{k+1}), \qquad （6-17）$$

其中 $\tau_1, \tau_2, \tau_3 \in \left(0, \frac{\sqrt{5}+1}{2}\right)$ 是对偶步长。显然，除式（6-11）中的 ξ 外，所有变量均有闭式解，该子问题的求解将在 6.5.2 节给出。

算法 6.1 v-CSSVM

输入：训练集 S，参数 $v \in (0,1]$, $a > 0$, τ_i, $\sigma_i > 0$ $(i = 1,2,3)$，最大迭代次数 K，收敛阈值 ε_1 $(0 < \varepsilon_1 \ll 1)$；

初始化：w^0, ρ^0, ξ^0, π_1^0, π_2^0, π_3^0, u_1^0, u_2^0, u_3^0；

执行：

$k = 0$；

当 $k < K$ 且 $\max\left\{\dfrac{\|w^{k+1} - w^k\|}{\|w^k\|}, \dfrac{\|\rho^{k+1} - \rho^k\|}{\|\rho^k\|}, \dfrac{\|\xi^{k+1} - \xi^k\|}{\|\xi^k\|}\right\} > \varepsilon_1$ 时：

（1）$w^{k+1} = (I + \sigma_1 A'A)^{-1}[-A'Du_1^k + \sigma_1 A'D(e\rho^k + \pi_1^k - \xi^k)]$；

（2）$\rho^{k+1} = \dfrac{1}{\sigma_1 + \sigma_3}[v + u_1^{k\prime}e - u_3^k + \sigma_1 e'(DAw^{k+1} + \xi^k - \pi_1^k) + \sigma_3\pi_3^k]$；

（3）$\xi^{k+1} = \mathbf{GD}(L(w^{k+1}, \rho^{k+1}, \xi, \pi_1^k, \pi_2^k, \pi_3^k; u_1^k, u_2^k, u_3^k))$（算法 **6.2**）；

（4）$\pi_1^{k+1} = \Pi_{R_+^m}\left(\dfrac{u_1^k}{\sigma_1} + DAw^{k+1} + \xi^{k+1} - e\rho^{k+1}\right)$；

（5）$\pi_2^{k+1} = \Pi_{R_+^m}\left(\dfrac{u_2^k}{\sigma_2} + \xi^{k+1}\right)$；

（6）$\pi_3^{k+1} = \Pi_{R_+}\left(\dfrac{u_3^k}{\sigma_3} + \rho^{k+1}\right)$；

（7）$u_1^{k+1} = u_1^k + \tau_1\sigma_1(DAw^{k+1} - e\rho^{k+1} + \xi^{k+1} - \pi_1^{k+1})$；

（8）$u_2^{k+1} = u_2^k + \tau_2\sigma_2(\xi^{k+1} - \pi_2^{k+1})$；

（9）$u_3^{k+1} = u_3^k + \tau_3\sigma_3(\rho^{k+1} - \pi_3^{k+1})$；

（10）$k = k + 1$；

输出：决策函数（6-4）。

6.5.2　GD

固定 w、ρ、π_1、π_2、u_1、u_2，则式（6-11）对应的最优化问题可表示为

$$\min_{\xi} \frac{e'}{m}(\exp(aD\xi) - aD\xi - e) + u_1'(DAw - e\rho + \xi - \pi_1) + \\ u_2'(\xi - \pi_2) + \frac{\sigma_1}{2}\|DAw - e\rho + \xi - \pi_1\|_2^2 + \frac{\sigma_2}{2}\|\xi - \pi_2\|_2^2. \tag{6-18}$$

令目标函数为 L_ξ，有

$$\nabla L_\xi = \frac{aD}{m}(\exp(aD\xi) - e) + \sigma_1(DAw + \xi - e\rho - \pi_1) + \\ u_1 + u_2 + \sigma_2(\xi - \pi_2), \tag{6-19}$$

则问题（6-18）的解可通过 GD 获得，如算法 6.2 所示。

算法 6.2　求解问题（6-11）的 GD 算法

输入：训练集 S，参数 $a > 0$，$\eta > 0$，$\sigma_i > 0$ $(i = 1, 2)$，最大迭代次数 T，收敛阈值 ε_2 $(0 < \varepsilon_2 \ll 1)$，$w$, ρ, π_1, π_2, u_1, u_2；

初始化：$\xi^0 = (\xi_1^0, \xi_2^0, \cdots, \xi_m^0)'$；

执行：

$t = 0$；

当 $t < T$ 且 $\max\{|\xi_i^t|\} > \varepsilon_2\ (i = 1, 2, \cdots, m)$ 时：

（1）$\xi^{t+1} = \xi^t - \eta \nabla L_\xi$；

（2）$t = t + 1$；

输出：ξ^{t+1}。

6.6 实验分析

6.6.1 实验设置

（1）**运行环境**：实验环境为 Linux 操作系统，48 Intel（R）Xeon（R）CPU E5-2650 v4 @ 2.20GHz，MATLAB R2017b 64 位。所有模型采用 LIBSVM 工具箱（Chang 等，2011）求解。

（2）**数据集描述**：

① 合成数据集：由服从正态分布的 30 个正类样本与 100 个负类样本构成。其中，正类样本的均值和方差分别为（4, 5）和 [0.3, 0; 0, 0.3]，负类样本的均值和方差分别为（5.5, 5.5）和 [0.5, 0; 0, 0.5]。

② 真实数据集：由来自 KEEL 数据库和 UCI 数据库（Asuncion 等，2007；Alcalá-Fdez 等，2011）的非平衡二分类数据集构成，详细描述见表 6-1。

（3）**数据预处理**：所有数据按照特征列的最小值与最大值进行归一化。

（4）**基准方法**：与第 5 章的基准方法一致。

（5）**参数设置**：对于 v-CSSVM，参数 a 从 {1, 5, 10, 15, 20, 25, 30, 35, 40, 45, 50} 内选择，参数 $v \leqslant 0.5$；对于基准方法，参数 C 在 [10^{-3}, 10^3] 范围内变化；对于 SMOTE 算法，最近邻的数量固定为 5。所有实验采用 3 折交叉验证，并通过网格搜索策略寻找最优参数组合。

（6）**评价标准**：采用 Gmeans 作为主要评价指标，F 值作为辅助评价指标。

表 6-1　数据集描述

序号	数据集	特征	样本	IR
1	ecoli-0_vs_1	7	220	1.86
2	pima	8	768	1.87
3	iris0	4	150	2.00
4	glass0	9	214	2.06
5	haberman	3	306	2.78
6	ecoli1	7	336	3.36
7	ecoli2	7	336	5.46
8	yeast3	8	1484	8.10
9	ecoli3	7	336	8.60
10	page-blocks0	10	5472	8.79
11	yeast-2_vs_4	8	514	9.08
12	yeast-0-5-6-7-9_vs_4	8	528	9.35
13	yeast-1_vs_7	7	459	14.30
14	ecoli4	7	336	15.80
15	yeast4	8	1484	28.10
16	winequality-red-8_vs_6	11	656	35.44
17	abalone-17_vs_7-8-9-10	7	2338	39.31
18	abalone19	7	4174	129.44

6.6.2　实验结果

6.6.2.1　合成数据集性能

图 6-3 展示了 v-CSSVM 和基准方法得到的决策超平面。由图 6-3（a）可知，v-SVM 无法有效解决类不平衡的问题，仅能实现 70.24% 的 Gmeans；由图 6-3（b）可知，尽管 RUS 将 Gmeans 提高到了 77.16%，但由于欠采样过程造成的信息缺失，它的性能仍不尽如人意。相比之下，其他方法均可显著提高 Gmeans。具体地，ROS、SMOTE 和 DEC 在少类样本上的分类性能略微优于 v-CSSVM，但在多类样本上却并非如此。最终，

图 6-4（a）所示；当 $v=0.1$ 时，支持向量占比达 85%，如图 6-4（b）所示；当 $v=0.5$ 时，rSV 的增量有限，从 85% 提升到了 86%。上述结果表明，模型稀疏性可以通过调整 v 的值得到控制。而且不难发现，所有的少类样本均属于支持向量，这反映了它们在类别不平衡学习中的支配地位。

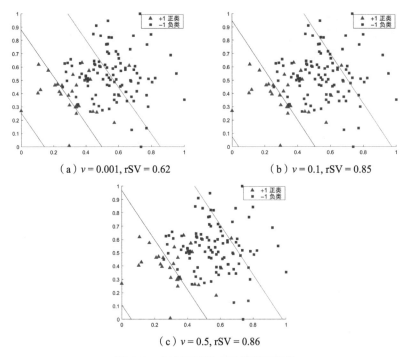

（a）$v=0.001$, rSV = 0.62   （b）$v=0.1$, rSV = 0.85

（c）$v=0.5$, rSV = 0.86

图 6-4　合成数据集上的模型稀疏性

6.6.2.2　真实数据集性能

附表 C.1-1 总结了模型在真实数据集上的 Gmeans。可以发现，v-CSSVM 擅长处理类不平衡问题，在近 80% 的数据集上实现了最佳的性能，并在其余数据集上也十分接近最优值。例如，v-CSSVM 在 *yeast4* 数据集上的性能仅与最优性能（84.37%）相差 0.04%。特别地，与 v-SVM 相比，v-CSSVM 优势显著，两者的性能差异高达 25%。此外，与基准方法相比，v-CSSVM 具有相对较小的标准差，说明它具有一定的稳健性。附表 C.1-2 的结果进一步证实了上述结论：v-CSSVM 以较小的标准差在 13/18 的数据集上取得了最优的 F 值。特别地，*v*-CSSVM 在处理大规模（*page-blocks0*, *abalone-17_vs_7-8-9-10, abalone19*）和极度类别不平衡（*abalone19*）的数据集方面具有显著优势，更直观的表达如图 6-5 所示。

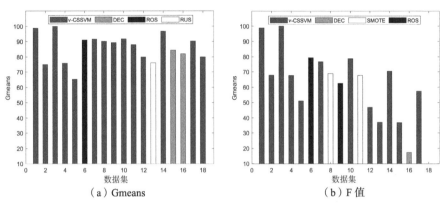

（a）Gmeans   （b）F 值

图 6-5 真实数据集上的最佳方法

6.6.3 参数敏感性分析

为探索模型对参数的敏感性，本节随机选择四个数据集对参数 *v* 和 *a* 的影响进行分析。

将除 *a* 以外的所有参数固定，图 6-6 展示了参数 *a* 的变化对 *v*-CSSVM 的性能影响。当 *a* 较小时（*a* < 20），Gmeans 的变化相对较慢，因为此时对正负类样本的分类错误的惩罚差异不是很大。当 *a* 在中间范围内（20 ≤ *a* ≤ 60）变化时，Gmeans 波动剧烈。然而，当 *a* 足够大（*a* > 60）时，Gmeans 停留在一个稳定的值。以上表明，在相对较小的范围内调整 *a* 的值可以使模型达到最佳的性能。

将除 *v* 以外的参数固定，图 6-7 展示了参数 *v* 的变化对 *v*-CSSVM 稀疏性的影响。与 *v*-SVM 一样，*v*-CSSVM 也可通过调整 *v* 的值控制模型的稀疏性。可发现，*v* 越大，支持向量的个数越多，模型所需的运行时间也就越长。因此，现实中可将 *v* 设置为一个较小的值。

6.6.4 收敛性分析

为验证 ADMM 算法和 GD 算法的有效性，图 6-8 以前述四个数据集为例，绘制了 v-CSSVM 的目标函数值随迭代次数的变化情况。结果显示，随着迭代次数的增加，模型的目标函数值逐渐趋于稳定，说明可通过 ADMM 算法和 GD 算法收敛至一个较好的近似解。

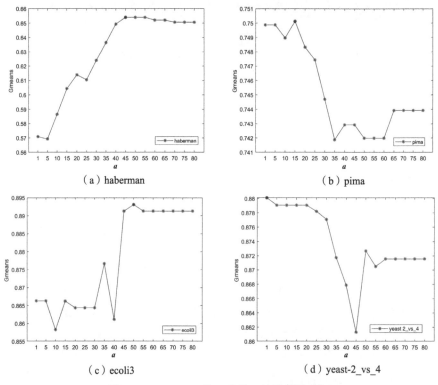

（a）haberman （b）pima

（c）ecoli3 （d）yeast-2_vs_4

图 6-6 v-CSSVM 关于参数 a 的敏感性分析

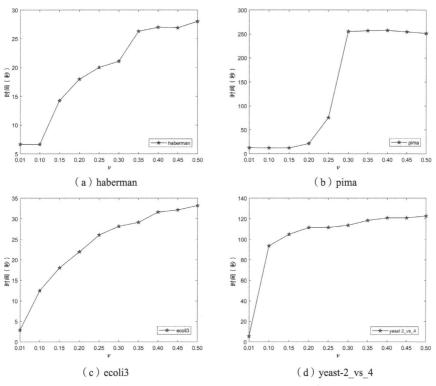

（a）haberman

（b）pima

（c）ecoli3

（d）yeast-2_vs_4

图 6-7　*v*-CSSVM 关于参数 *v* 的敏感性分析

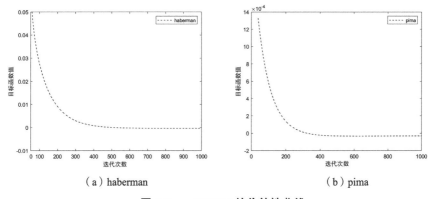

（a）haberman

（b）pima

图 6-8　*v*-CSSVM 的收敛性曲线

医疗大数据与机器学习

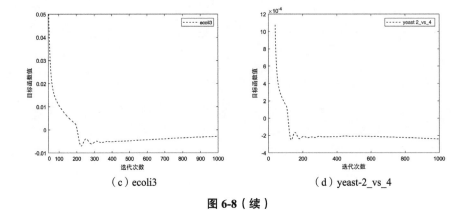

（c）ecoli3　　　　　　　　　（d）yeast-2_vs_4

图 6-8（续）

第 7 章

类别不平衡学习（三）

本章将 LINEX 损失函数进行拓展，提出适用于深度学习的 LINEX 损失函数，并给出相应的梯度更新策略。最后在皮肤病分类和视网膜分割数据集上验证其有效性。

7.1 深度学习中的类别不平衡损失函数

在计算视觉领域，医学图像的类别不均衡问题十分常见，主要可分为图片级类别不均衡问题以及像素级类别不均衡问题。其中图片级类别不均衡也可称为患者级类别不均衡，是指不同图片的类别分布存在差异，通常对应分类问题（Du 等，2021）；像素级类别不均衡是指同一图片中不同像素的类别分布存在差异，通常对应分割问题（Li 等，2023）。第 5 章和第 6 章采用的传统机器学习方法在处理这类问题时对人工特征工程的依赖程度特别高，在应用时受到一定的限制。相比之下，深度学习中的卷积神经网络可以自动提取图像中隐含的特征，在处理类别不均衡的医疗图像时具有显著的竞争力。

深度学习领域已有许多针对类别不平衡问题的损失函数。以经典的 WCE（Pihur 等，2007；Ronneberger 等，2015）和 FL（Lin 等，2017）为例，大部分深度类别不平衡损失函数存在如下缺陷：第一，重视"类间"多样性而忽略"类内"多样性，即为不同类别的样本分配不同的权重，而相同类别的样本则共享相同的权重；第二，参数较多，调参过程繁琐；第三，仅从单一维度（分类或分割）对损失函数的有效性进行验证。

7.1.1　WCE

WCE 是最常见的深度类别不平衡损失函数（Pihur 等，2007；Ronne-berger 等，2015），它的二分类形式为

$$L_{\mathrm{WCE}}(y, p) = - \sum_{i=1}^{m} \left(w_+ y_i \log(p_i) + w_- (1 - y_i) \log(1 - p_i) \right)，\quad （7\text{-}1）$$

其中 w_+ 和 w_- 分别表示少（正）类样本和多（负）类样本的权重。在一些研究中，也有学者（Phan 等，2020；Li 等，2023）将少（正）类样本和多（负）类样本的权重分别视为 w_+ / w_- 和 1。通常情况下，$w_+ > w_-$，这是为了确保少类样本被赋予更多的关注。当 $w_+ = w_- = 1$ 时，式（7-1）等价于传统的交叉熵损失函数。WCE 简单且易于实施，但 w_+ 和 w_- 的取值高度依赖于领域经验。更重要的是，它仅实现了"类间"多样性，忽略了"类内"多样性对模型性能的影响。具体来说，所有正类样本的权重均为 w_+，所有负类样本的权重均为 w_-，忽略了同类样本间的差异性。

7.1.2　FL

FL 最初用于解决难分样本的分类问题（Lin 等，2017），它的形式为

$$L_{\mathrm{FL}}(\tilde{p}) = - \sum_{i=1}^{m} (1 - \tilde{p}_i)^{\gamma} \log(\tilde{p}_i)，\quad （7\text{-}2）$$

其中 $\gamma \geqslant 0$ 控制焦点程度，$1 - \tilde{p}_i$ 为焦点项，$\tilde{p}_i$ 定义为

$$\tilde{p}_i = \begin{cases} p_i，& \text{第 } i \text{ 个样本属于少数类别}；\\ 1 - p_i，& \text{其他}. \end{cases} \quad （7\text{-}3）$$

其示意图可由图 7-1 表示。

对难分样本而言，$(1 - \tilde{p}_i) \to 1$，FL 的值几乎不受 γ 的影响；对易分样本而言，$(1 - \tilde{p}_i) \to 0$，FL 的值相对较小。为了使式（7-3）适用于类别不平衡的问题，引入一个额外的权重参数 α，具体表示为

$$L_{\mathrm{FL}}(\tilde{p}) = - \sum_{i=1}^{m} \alpha (1 - \tilde{p}_i)^{\gamma} \log(\tilde{p}_i)，\quad （7\text{-}4）$$

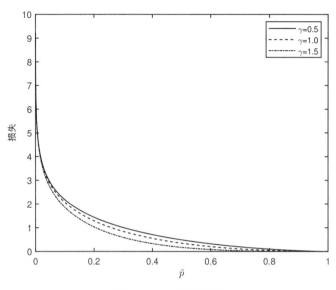

图 7-1　FL 损失函数

其中 α 用于调节各个类别的权重。可发现，式（7-4）中有 α 和 γ 两个超参数，这为参数的调节带来了困难。

7.1.3　其他

CB 损失引入有效样本的概念为类别不平衡的问题提供了解决方案（Cui 等，2019b），具体表示为

$$L_{\text{CB}}(y,p) = \frac{1-\beta}{1-\beta^{m_y}}L(y,p)\,, \tag{7-5}$$

其中 m_y 是真实类别为 y 的有效样本的数量，$L(y,p)$ 是任一损失函数，$\beta \in [0,1)$。特别地，$\beta = 0$ 表示不采用任何重加权机制，$\beta \to 1$ 意味着采用类别逆频率进行加权。

Milletari 等（2016）基于骰子相关系数（dice similarity coefficient，DSC），提出了 DICE 损失函数，具体表示为

$$L_{\text{DICE}} = 1 - DSC = \frac{2|A \cap B|}{|A| + |B|}\,. \tag{7-6}$$

对分割任务而言，$|A \cap B|$ 表示预测图（predict mask）与真实图（ground

truth）重叠的像素数量，$|A|+|B|$ 表示预测图与真实图像素数量的总和。
该损失函数旨在最大化两个像素间的 DSC，在不平衡分割任务中得到了广
泛应用。

7.2 深度 LINEX 损失函数

本节将原始 LINEX 损失函数（6-2）拓展到深度学习的二分类与多
分类任务中，分别提出 BC-LINEX（LINEX loss for binary class）与 MC-
LINEX（LINEX loss for multi-class）。

7.2.1 BC-LINEX

BC-LINEX 可表示为

$$
\begin{aligned}
L(y,p^+) &= \sum_i^m [(1+y_i)(\exp(ay_i(1-p_i^+))-ay_i(1-p_i^+)-1)+ \\
&\quad (1-y_i)(\exp(ay_ip_i^+)-ay_ip_i^+-1)] \\
&= \sum_i^m [(1+y_i)(\exp(ay_ip_i^-)-ay_ip_i^--1)+ \\
&\quad (1-y_i)(\exp(ay_ip_i^+)-ay_ip_i^+-1)] \\
&= \sum_i^m (L_i^+ + L_i^-),
\end{aligned}
\tag{7-7}
$$

其中 $y_i \in \{+1,-1\}$ 为第 i 个样本的标签，$p_i^+ \in [0,1]$ 表示第 i 个样本被预测为
正类的概率，$p_i^- = 1-p^+$ 表示第 i 个样本被预测为负类的概率。

以 R^2 的情形为例，BC-LINEX 的直观解释可由图 7-2 表示。令 $a>0$ 且 $p^-=$
$1-p^+$。对第 i 个正类样本 $(y_i = +1)$，根据式（7-7）有 $L_i^- = 0$。当 $p_i^- \in (0,1]$ 时，
有 $y_ip_i^->0$。此时，相应的损失 L_i^-（黑色曲线）随 p_i^- 的增加（或 p_i^+ 的减少）
而指数上升。具体来说，p_i^- 接近 1 意味着该样本被预测为正类的概率很小，
对应的损失应该更大。特别地，当 $p_i^- = 0(p_i^+ = 1)$ 时，BC-LINEX 对该样本
不做惩罚，即 $L_i^- = 0$。相比之下，对第 k 个负类样本 $(y_k = -1)$，根据式（7-7）
有 $L_k^+ = 0$。当 $p_k^+ \in (0,1]$ 时，有 $y_kp_k^+ < 0$。此时，相应的损失 L_k^-（灰色曲线）

随 p_k^+ 的增加（或 p_k^- 的减少）而线性增长。具体来说，p_k^+ 越大意味着该样本被预测为负类的概率越小，对应的损失也就越大。特别地，当 $p_k^+ = 0$（$p_k^- = 1$）时，BC-LINEX 对该样本不做惩罚，即 $L_k^- = 0$。

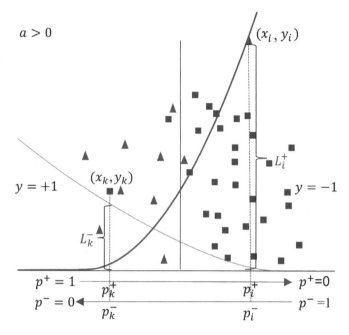

图 7-2　BC-LINEX 示意图

7.2.2　MC-LINEX

损失函数（7-7）可以应用到不均衡问题中，但仅限于二分类任务。基于此，我们将 BC-LINEX 拓展到多分类的情形，构建 MC-LINEX 为

$$
\begin{aligned}
L(y,p) &= \sum_i^m \sum_j^C \frac{1 + y_{ij}}{m_j}[\exp(a \cdot \mathrm{sgn}(\delta - m_j)(1 - p_{ij})) - \\
& \quad a \cdot \mathrm{sgn}(\delta - m_j)(1 - p_{ij}) - 1] \\
&= \sum_i^m \sum_j^C L_{ij} \\
&= \sum_i^m L_i,
\end{aligned}
\tag{7-8}
$$

117

其中 $y_i = [y_{i1}, y_{i2}, \cdots, y_{ij}, \cdots, y_{iC}]$ 表示样本 x_i 的标签向量，如果 x_i 属于第 j 类，则 $y_{ij} = 1$，否则 $y_{ij} = -1$；m_j 代表第 j 类样本的数量 ($j = 1, 2, \cdots, C$)；p_{ij} 表示样本 x_i 属于第 j 类的概率，$\mathrm{sgn}(z) = \begin{cases} 1, & z \geqslant 0 \\ -1, & z < 0 \end{cases}$，$\delta$ 是用于判定类别归属的阈值。

仍以 R^2 的情形为例，MC-LINEX 的直观解释可由图 7-3 表示。令黑色和灰色曲线分别表示 $a = 2$ 和 $a = 1$ 时，实线和虚线分别代表少类样本与多类样本。显然，参数 a 控制着损失函数的增长率。a 越大，损失函数的图像越陡峭。给定属于第 j 类的样本 x_i，令 δ 为每个类别的平均样本数，即 $\delta = m/C$。如果 $m_j < \delta$，则认为第 j 类样本的数量低于平均值，x_i 属于少类样本。此时，$\mathrm{sgn}\,(\delta - m_j)\,(1 - p_{ij}) > 0$，$x_i$ 对应的损失值随 p_{ij} 的减小而指数性增长（实线）；相反，如果 $m_j > \delta$，则认为 x_i 属于多类样本。此时，x_i 对应的损失值随 p_{ij} 的减小而线性增长（虚线）。特别地，假定第 j 类和第 k 都属于少类，且满足 $m_j > m_k$，则式（7-8）可以保证 MC-LINEX 对第 k 类赋予相对更大的权重。

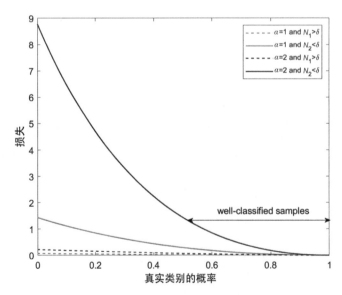

图 7-3　MC-LINEX 损失函数

7.2.3　损失函数比较

7.2.3.1　BC-LINEX 与 MC-LINEX

事实上，MC-LINEX 中的 $1/m_j$ 对二分类任务而言是冗余的。当 $C = 2$ 时，式（7-8）可重写为

$$
\begin{aligned}
L(y,p) = \sum_i^m [& (1 + y_{i1})(\exp(a \cdot \text{sgn}(\delta - m_+)(1 - p_i^+)) - \\
& a \cdot \text{sgn}(\delta - m_+)(1 - p_i^+) - 1) + \\
& (1 - y_{i2})(\exp(a \cdot \text{sgn}(\delta - N_-)p_i^+) - \\
& a \cdot \text{sgn}(\delta - m_-)p_i^+ - 1)],
\end{aligned} \tag{7-9}
$$

其中 $y_i = [y_{i1}, y_{i2}] = [+1, -1]$，$m_+$ 和 m_- 分别表示少（正）类和多（负）类样本的数量。给定样本 x_i，则它所属的类别满足 $\text{sgn}(\delta - m_+) = +1 = y_{i1}$ 或 $\text{sgn}(\delta - m_-) = -1 = y_{i2}$。此时，BC-LINEX 与 MC-LINEX 等价。因此，BC-LINEX 是 MC-LINEX 退化为二分类的特殊情况。

7.2.3.2　LINEX 损失函数与其他损失函数

（1）与 WCE 的比较：以二分类任务为例，令 w_+ 和 w_- 分别为 WCE 中少类样本与多类样本的权重。如前所述，WCE 通过设置 $w_+ > w_-$ 给予少类样本更多的关注，进而实现“类间”多样性。然而，该策略忽略了每个示例的特性，即相同类别的样本共享同样的权重。例如，给定两个少（正）类样本 x_1^+ 和 x_2^+，它们对应的后验概率分别为 $p_1^+ = 0.8$ 和 $p_2^+ = 0.7$。根据 Wang 等（2017b）和 Du 等（2021）的研究，权重被经验地设置为类别数量的倒数，此时有 $w_+ = 0.5$。上述两个样本对应的 WCE 损失为 $[-0.5 \log(0.8) - 0.5 \log(0.7)]$。不难发现，$x_1^+$ 和 x_2^+ 的权重均为 0.5，WCE 未能实现“类内”多样性。相比之下，LINEX 损失函数可以关注每个示例的特性，为同类中的不同样本赋予不同的权重。以 BC-LINEX 和上述两个样本为例，令 $a = 1$，则它们对应的 LINEX 损失为 $2[(e^{0.2} - 0.2 - 1) + (e^{0.3} - 0.3 - 1)] = -0.44\log(0.8) - 0.64\log(0.7)$。此时，可以认为 LINEX 损失分别为 x_1^+ 和 x_2^+

赋予了不同的权重 (0.44 vs. 0.64)。需要注意的是，后验概率越小的样本越不容易正确分类，即 x_2^+ 比 x_1^+ 难分，应给予更多的关注。由于 $0.44 < 0.64$，因此可以认为 LINEX 损失函数注重对难分样本的分类。除此以外，考虑另一个多（负）类样本 x_1^-，它的后验概率为 $p_1^- = 0.8$，那么其对应的 LINEX 损失为 $2(e^{-0.2} + 0.2 - 1) = -0.39\log(0.8)$。显然，$0.44 > 0.39$，说明 LINEX 损失函数对少类样本赋予了更大的权重，进而实现了代价敏感。

（2）与 FL 的比较：FL 最初用于处理难分样本的分类问题，后通过引入权重参数解决了类别不平衡的问题。尽管它在类别不平衡的学习中已经取得了显著成效，但需要耗费大量的时间和精力对两个参数进行调节。相比之下，我们提出的 LINEX 损失函数仅通过调整一个参数 a 就能同时关注少类样本与难分样本的分类，具有明显的优势。

7.3 模型优化

深度学习网络采用前向传播计算损失，并通过反向传播更新网络的权重参数，其基本原理可由图 7-4 表示。本节提供 BC-LINEX 和 MC-LINEX 的权重更新策略。

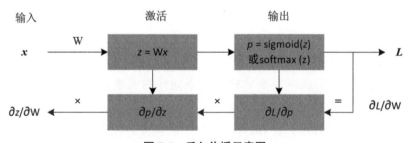

图 7-4 反向传播示意图

7.3.1 BC-LINEX 权重更新

以二分类问题为例，训练集中第 i 个点的 BC-LINEX 可表示为

$$L(y_i, p_i^+) = (1 + y_i)[\exp(ay_i(1 - p_i^+)) - ay_i(1 - p_i^+) - 1] + \tag{7-10}$$
$$(1 - y_i)[\exp(ay_ip_i^+) - ay_ip_i^+ - 1],$$

于是有

$$\frac{\partial L}{\partial p_i^+} = ay_i(1 + y_i)[1 - \exp(ay_i(1 - p_i^+))] + ay_i(1 - y_i)[\exp(ay_i p_i^+) - 1]. \quad （7\text{-}11）$$

对网络输出 z_i 执行 sigmoid 操作后，相应的后验概率为

$$p_i^+ = \frac{\exp(z_i)}{1 + \exp(z_i)}. \quad （7\text{-}12）$$

则有

$$\frac{\partial p_i^+}{\partial z_i} = p_i^+(1 - p_i^+). \quad （7\text{-}13）$$

此时，L 关于网络参数 W 的偏导可表示为

$$
\begin{aligned}
\frac{\partial L}{\partial \mathrm{W}} &= \frac{\partial L}{\partial p_i^+} \cdot \frac{\partial p_i^+}{\mathrm{d} z_i} \cdot \frac{\partial z_i}{\partial \mathrm{W}} \\
&= \begin{cases} 2ap_i^+(1 - p_i^+)[1 - \exp(a(1 - p_i^+))]\dfrac{\partial z_i}{\partial \mathrm{W}}, & y_i = +1; \\ 2ap_i^+(1 - p_i^+)[1 - \exp(a(-p_i^+))]\dfrac{\partial z_i}{\partial \mathrm{W}}, & y_i = -1. \end{cases}
\end{aligned} \quad （7\text{-}14）
$$

最后，W 的更新策略为

$$\mathrm{W} \leftarrow \mathrm{W} - \eta \cdot \frac{\partial L}{\partial \mathrm{W}}, \quad （7\text{-}15）$$

其中 η 表示学习率。

7.3.2 MC-LINEX 权重更新

以多分类问题为例，训练集中第 i 个点的 MC-LINEX 可重写为

$$L(y_i, p_i) = \sum_j^C \frac{1 + y_{ij}}{m_j}[\exp(a\Delta_j(1 - p_{ij})) - a\Delta_j(1 - p_{ij}) - 1], \quad （7\text{-}16）$$

其中 $\Delta_j = 1$ 意味着第 j 类属于少类，$\Delta_j = -1$ 表示第 j 类属于多类，其余变量的含义与式（7-8）保持一致。此时，有

$$\frac{\partial L_{ij}}{\partial p_{ij}} = -\frac{a\Delta_j(1 + y_{ij})}{m_j}[\exp(a\Delta_j(1 - p_{ij})) - 1]. \quad （7\text{-}17）$$

对网络输出 z_{ij} 执行 softmax 操作后，相应的后验概率为

$$p_{ij} = \frac{\exp(z_{ij})}{\sum_k^C \exp(z_{ik})}. \tag{7-18}$$

当 $j = k$ 时，有

$$\frac{\partial p_{ij}}{\partial z_{ik}} = \frac{\partial p_{ij}}{\partial z_{ij}} = p_{ij}(1 - p_{ij}). \tag{7-19}$$

否则，

$$\frac{\partial p_{ij}}{\partial z_{ij}} = -p_{ij}p_{ik}. \tag{7-20}$$

于是，

$$\begin{aligned}
\frac{\partial L_i}{\partial W} &= \sum_j^C \frac{\partial L_{ij}}{\partial p_{ij}} \sum_k^C \left(\frac{\partial p_{ij}}{\partial z_{ik}} \cdot \frac{\partial z_{ik}}{\partial W} \right) \\
&= \sum_j^C \frac{\partial L_{ij}}{\partial p_{ij}} \left[\frac{\partial p_{ij}}{\partial z_{ij}} \cdot \frac{\partial z_{ij}}{\partial W} + \sum_{j \neq k}^C \left(\frac{\partial p_{ij}}{\partial z_{ik}} \cdot \frac{\partial z_{ik}}{\partial W} \right) \right].
\end{aligned} \tag{7-21}$$

将式（7-16）~式（7-20）代入可得 L_i 关于网络参数 W 的偏导，具体的更新步骤同式（7-15）。

7.4　实验分析

7.4.1　实验设置

（1）运行环境：实验环境为 Linux 操作系统，RTX 3090 和 48 Intel（R） Xeon（R）CPU E5-2650。

（2）图片级类别不平衡数据集描述：

① NFP 数据集：由某美容机构提供的 2032 张正常的皮肤图像（1778 张用于训练）和 160 张皮肤病变的图像（140 张用于训练）构成。样例参照图 7-5，其中图 7-5（a）为正常皮肤、图 7-5（b）为异常皮肤。

② HAM10000 数据集：由 7 类皮肤病变的图像构成，训练集和测试集图像分别为 10015 张和 193 张。样例参照图 7-6，其中图 7-6（a）~（g）分别表示黑色素瘤、黑素细胞痣、基底细胞癌、光化性角化病、良性角化、皮肤纤维瘤和血管病变，相应的分布如图 7-7 所示。显然，头部类别的训

练样本数量远超过尾部类别的训练样本数量（黑素细胞痣：皮肤纤维瘤 = 6705∶115），这使病变的识别变得十分困难。

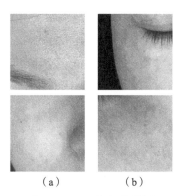

图 7-5　NFP 数据集样例

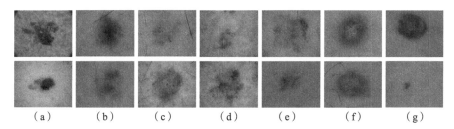

图 7-6　HAM10000 数据集样例

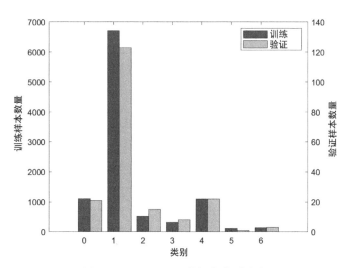

图 7-7　HAM10000 数据集类别分布

所有图像的大小都调整为 224 像素 ×224 像素，在多个网络中采用 SGD 优化器验证 LINEX 损失函数对类别不平衡问题的有效性。具体来说，VGG11（Simonyan 等，2014）用于二分类 NFP 数据集，ResNet18（He 等，2016）用于多分类 HAM10000 数据集。epoch 的数量固定为 300，NFP 和 HAM10000 数据集的批量大小分别设置为 8 和 64。

（3）**像素级类别不平衡数据集描述**：视网膜分割数据集是典型的类别不平衡数据集，血管的像素数量要远少于背景的像素数量。我们选取 DRIVE（Staal 等，2004）、CHASE-DB1（Owen 等，2009）和 STARE（Hoover 等，2000）三个视网膜分割数据集进行实验，训练集与测试集的划分见表 7-1，样例参照图 7-9 ~ 图 7-11。在训练过程中，每张图片被裁成大小为 64 像素 ×64 像素的 4000 张图块。在 U-Net（Ronneberger 等，2015）网络中采用 Adam（Kingma 等，2014）优化器，并使用 5 折交叉验证寻找最优参数。epoch 的数量初始化为 100，批量大小设置为 64，若性能连续 6 个 epoch 都没有得到提升则停止训练。

表 7-1　视网膜分割数据集描述

	DRIVE	CHASEDB1	STARE
大小	565 像素 ×584 像素	999 像素 ×960 像素	700 像素 ×605 像素
训练集	20	21	15
测试集	20	7	5
总计	40	28	20

（4）**基准方法**：WCE 和 FL 是最主要的对比损失函数，CE 损失、DICE 损失和 CB 损失是额外的对比损失函数。

（5）**参数设置**：初始学习率设置为 0.001（Jin 等，2019）。对于 LINEX 损失函数，参数 a 在 [1, 5] 范围内以 1 为步长变化，并以 0.5 为步长进行微调。特别地，在 MC-LINEX 中，δ 设置为每个类别的平均样本数量。对于 WCE 和 FL，在分类任务中，每个类别的权重经验地设置为该类别数量的倒数（Wang 等，2017b；Du 等，2021）；在分割任务中，少类样本的权重设置为一个批次里所有图块的最小类别不平衡比（Li 等，2023），多类样本的权重固定为 1。除此以外，FL 中的 γ 在 [0.5, 2] 范围内以 0.25

为步长进行调整，CB 中的 β 从 {0.9, 0.99, 0.999, 0.9999} 中进行选择（Cui 等，
2019b）。

（6）评价标准：采用 F 值、准确率、敏感性和特异性作为评价指标，
另外分类任务和分割任务还分别考虑 Gmeans 和 AUC。

7.4.2　实验结果

7.4.2.1　图片级分类性能

表 7-2 总结了 NFP 数据集上的二分类实验结果。可发现，CE 的表现
不如其他损失函数，这意味着采用类别不平衡策略的必要性。此外，FL 与
BC-LINEX 在所有评价指标上都取得了最优的结果。然而，FL 的调参过程
繁琐，优势不如 BC- LINEX。

表 7-2　VGG11 网络在 NFP 数据集上的分类性能（%）

	Gmeans	F 值	准确率	敏感性	特异性
VGG11+CE	91.10（4）	79.07（4）	96.72（4）	**85.00（1）**	97.64（4）
VGG11+WCE	91.47（3）	82.93（3）	97.45（3）	**85.00（1）**	98.43（3）
VGG11+FL	**91.65（1）**	**85.00（1）**	**97.81（1）**	**85.00（1）**	**98.82（1）**
VGG11+CB	90.73（5）	75.56（5）	95.99（5）	**85.00（1）**	96.85（5）
VGG11+BC-LINEX	**91.65（1）**	**85.00（1）**	**97.81（1）**	**85.00（1）**	**98.82（1）**

表 7-3 总结了 HAM10000 数据集上的多分类实验结果。CE 的准确率
较高，但它的 Gmeans 和敏感性落后其他损失函数 15% ~ 20%。事实上，
准确率并不能精确地评估类别不平衡的分类效果（Mathew 等，2017）。例
如，在患癌任务的识别中，假定正常人∶患者 = 95∶5。一味地追求高准
确率可能使所有癌症患者被判定为正常人，这将导致严重的后果。因此，
仅可将准确率作为类别不平衡学习的次要参考标准。在所比较的类别不平
衡损失中，CB 的 Gmeans 尤为突出，但它的 F 值和准确率却不尽如人意。
相比之下，MC-LINEX 不仅能取得最佳的 Gmeans、敏感性与特异性，同
时也能取得令人满意的 F 值和准确率。

表 7-3　ResNet18 网络在 HAM10000 数据集上的分类性能（%）

	Gmeans	F 值	准确率	敏感性	特异性
ResNet18+CE	55.44（5）	60.67（3）	77.20（2）	62.08（5）	93.74（5）
ResNet18+WCE	71.49（4）	**74.73（1）**	**79.79（1）**	74.47（4）	94.72（4）
ResNet18+FL	72.28（3）	58.69（4）	73.06（3）	76.06（3）	95.07（3）
ResNet18+CB	78.38（2）	56.41（5）	68.39（5）	79.64（2）	95.08（2）
ResNet18+MC-LINEX	**79.06（1）**	65.56（2）	73.06（3）	**80.12（1）**	**95.49（1）**

图 7-8 提供了 ResNet18 网络在 HAM10000 数据集上的混淆矩阵。如前所述，CE 对多类样本的分类效果好，在类别 1 上的表现尤为突出。尽管如此，它对少类样本的关注十分有限，如类别 6。与此相反，MC-LINEX 的表现在除了类别 1 的所有类别中都胜过 CE 的表现。除此以外，其他类别不平衡损失也都在少类样本中取得了比 CE 更好的分类性能，如类别 3、类别 5 和类别 6。对少类样本来说，MC-LINEX 和 CB 的分类效果最好。然而对多类样本来说，CB 仅正确分类了 78 个类别 1 的样本，远低于 MC-LINEX 的 88 个样本。因此，可以认为 MC-LINEX 在少类样本和多类样本的分类中实现了"双赢"的目标。

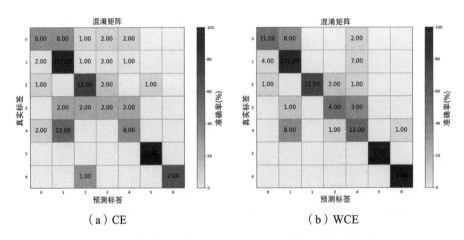

（a）CE　　　　　　　　　　　（b）WCE

图 7-8　ResNet18 网络在 HAM10000 数据集上的混淆矩阵

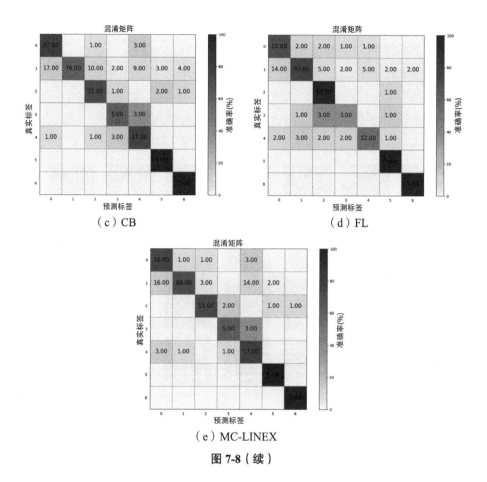

（c）CB　　　　　　　　　　　　（d）FL

（e）MC-LINEX

图 7-8（续）

7.4.2.2　像素级分类性能

　　表 7-4 ~ 表 7-6 分别总结了 DRIVE、CHASEDB1 和 STARE 数据集上的分割结果。显然，BC-LINEX 总是能够取得最优的 F 值、准确率和 AUC，有力地证实了它在类别不平衡学习中的有效性。特别地，BC-LINEX 在 CHASEDB1 和 STARE 数据集上的性能提升显著。由表 7-5 和表 7-6 可知，BC-LINEX 比 CE 的 F 值高出 3% ~ 4%，且比次优的 F 值高出 1%。

　　对于其他评价标准，CE 对多（负）类样本的关注最高，这使它在大部分数据集上都取得了最高的特异性。与之相反，其他损失更多地关注少类样本，也因此获得了更高的敏感性。特别地，尽管 BC-LINEX 的敏感性和特异性不是最好的，但也十分接近最优值。例如，BC-LINEX 在 STARE 数据集上取得了 77.46% 的敏感性，与最优值 78.65% 的差距最小，并显著优于其他对比损失。总的来说，BC-LINEX 能够在敏感性与特异性之间取得最佳的平衡。

为了进一步体现 BC-LINEX 在类别不平衡学习中的优势，图 7-9 ~ 图 7-11 分别对各损失函数在三个视网膜数据集上的分割结果进行了可视

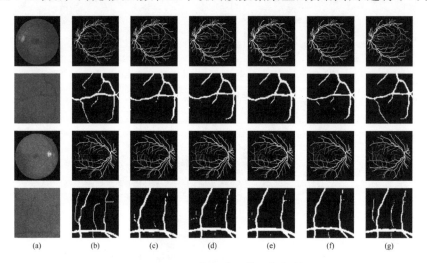

(a)　　(b)　　(c)　　(d)　　(e)　　(f)　　(g)

图 7-9　DRIVE 数据集上的可视化结果

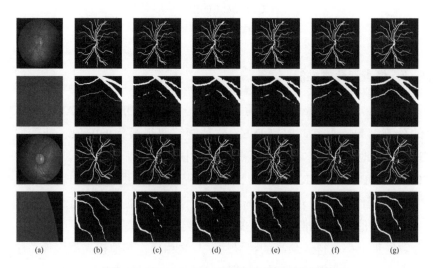

(a)　　(b)　　(c)　　(d)　　(e)　　(f)　　(g)

图 7-10　CHASEDB1 数据集上的可视化结果

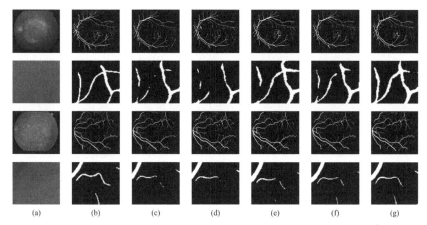

|(a)|(b)|(c)|(d)|(e)|(f)|(g)|

图 7-11　STARE 数据集上的可视化结果

表 7-4　U-Net 网络在 DRIVE 数据集上的分类性能（%）

	F 值	准确率	敏感性	特异性	AUC
U-Net+CE	81.62（5）	95.39（4）	80.32（5）	97.59（2）	97.54（4）
U-Net+WCE	82.45（2）	95.47（3）	**83.72（1）**	97.18（4）	97.92（2）
U-Net+FL	81.76（4）	95.25（5）	83.63（2）	96.94（5）	97.65（3）
U-Net+DICE	82.12（3）	95.52（2）	80.82（4）	**97.66（1）**	94.07（5）
U-Net+BC-LINEX	**82.74（1）**	**95.58（1）**	83.17（3）	97.39（3）	**97.97（1）**

表 7-5　U-Net 网络在 CHASEDB1 数据集上的分类性能（%）

	F 值	准确率	敏感性	特异性	AUC
U-Net+CE	79.91（4）	95.85（3）	74.88（5）	**98.45（1）**	97.54（4）
U-Net+WCE	80.33（3）	95.71（4）	79.47（3）	97.72（4）	97.92（2）
U-Net+FL	78.84（5）	95.17（5）	81.51（2）	96.87（5）	97.65（3）
U-Net+DICE	82.17（2）	96.21（2）	79.32（4）	98.30（2）	94.07（5）
U-Net+BC-LINEX	**83.93（1）**	**96.41（1）**	**85.10（1）**	97.81（3）	**97.97（1）**

表 7-6　U-Net 网络在 STARE 数据集上的分类性能（%）

	F 值	准确率	敏感性	特异性	AUC
U-Net+CE	76.66（5）	95.70（3）	68.80（5）	**98.78（1）**	**97.73（1）**
U-Net+WCE	76.84（4）	95.41（5）	74.26（3）	97.82（4）	97.31（4）
U-Net+FL	78.53（2）	95.59（4）	**78.65（1）**	97.52（5）	97.55（3）
U-Net+DICE	77.81（3）	95.83（2）	71.27（4）	98.64（2）	90.76（5）
U-Net+BC-LINEX	**79.55（1）**	**95.91（1）**	77.46（2）	98.02（3）	**97.73（1）**

医疗大数据与机器学习

化。其中（a）~（g）分别表示原始图像、真实标签、CE、WCE、FL、DICE 和 BC-LINEX 的可视化分割结果，第一行和第三行表示全局图像，第二行和第四行表示局部放大图像。可发现，BC-LINEX 更擅长处理细小结构（难分样本），如血管末梢。

综上，无论采用何种网络，图片级与像素级的定量和定性实验都有力地证实了所构建的 LINEX 损失函数能够更多地关注医疗图像中的少类样本与难分样本，在类别不平衡的二分类和多分类学习中具有显著竞争力。

7.4.3 参数敏感性分析

将除 a 以外的所有参数固定，图 7-12 展示了参数 a 的变化对 BC-LINEX 与 MC-LINEX 的性能影响。

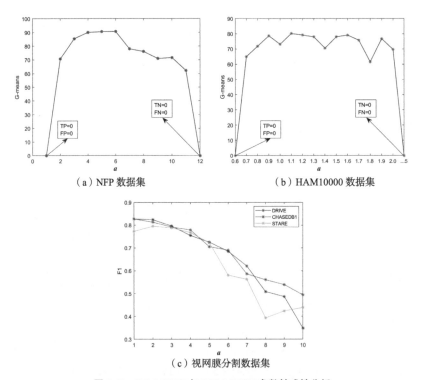

（a）NFP 数据集 （b）HAM10000 数据集

（c）视网膜分割数据集

图 7-12　BC-LINEX 与 MC-LINEX 参数敏感性分析

130

（1）**图片级的二分类任务**：随着 a 的增加，Gmeans 在初始阶段（$1 \leqslant a \leqslant 2$）从 0 开始突然向上攀升，随后（$2 \leqslant a \leqslant 6$）缓慢增加，然后（$6 \leqslant a \leqslant 10$）开始连续下降，直至为 0。具体来说，当 a 较小时（如 $a = 1$），所有少类样本都被误判为多类样本，即 TP = 0 和 FP = 0，此时有 Gmeans = 0（Yu 等，2019）；相反，当 a 较大时（如 $a = 12$），少类样本的损失会指数性地上升到一个较大的值。此时最小化该损失会削弱模型对其他样本的分类能力，进而导致 TN = 0 与 FN = 0，于是有 Gmeans = 0。综上，BC-LINEX 中的参数 a 建议以 1 为步长在 [4, 8] 范围内调整。

（2）**图片级的多分类任务**：由于类别逆频率的调节作用，MC-LINXE 中的参数 a 建议在小范围内 [1, 2] 以 0.1 为步长进行调整。

（3）**像素级的二分类任务**：可发现，以 1 为步长进行参数调节时，BC-LINEX 总能在 $a < 2$ 时取得最佳的 F 值。实践中，为取得更好的分割性能，建议以更精细的步长对参数 a 进行调整。

综上，BC-LINEX 中的参数 a 建议以 1 为步长在适中的范围内调整，MC-LINEX 中的参数 a 则建议以 0.1 为步长在更小的范围内精细调整。

附录 A

A.1　定理 4.1 证明

由 Tang 等（2021a）的定理 1 有：

$$
\begin{aligned}
\hat{R}_m(\mathcal{F}_E) &= \mathbb{E}_\sigma \left[\sup_{f \in \mathcal{F}_E} \left| \frac{2}{m} \sum_{i=1}^{m} \sigma_i \tilde{K}\left(x_i, \overline{A}'\right) \tilde{v} \right| \right] \\
&= \frac{2E}{m} \mathbb{E}_\sigma \left[\left\| \sum_{i=1}^{m} \sigma_i \tilde{K}\left(x_i, \overline{A}'\right) \right\| \right] \\
&= \frac{2E}{m} \mathbb{E}_\sigma \left[\left(\sum_{i,j}^{m} \sigma_i \sigma_j \tilde{K}\left(x_i, \overline{A}'\right) \tilde{K}(x_j, \overline{A}')' \right)^{\frac{1}{2}} \right] \\
&\leqslant \frac{2E}{m} \left(\sum_{i,j}^{m} \mathbb{E}_\sigma \left[\sigma_i \sigma_j \tilde{K}\left(x_i, \overline{A}'\right) \tilde{K}(x_j, \overline{A}')' \right] \right)^{\frac{1}{2}} \\
&= \frac{2E}{m} \left(\sum_{i}^{m} \mathbb{E}_\sigma \left[\sigma_i^2 \hat{K}\left(x_i, x_i\right) \right] \right)^{\frac{1}{2}} \\
&= \frac{2E}{m} \left(\sum_{i}^{m} \hat{K}\left(x_i, x_i\right) \right)^{\frac{1}{2}},
\end{aligned}
\tag{附 A-1}
$$

其中 σ 是取值为 ±1 的随机变量。

A.2　定理 4.2 证明

令 $f_1(x^{(1)}) = \tilde{K}(x^{(1)}, \overline{A}_1') \tilde{v}_1$，$f_2(x^{(2)}) = \tilde{K}(x^{(2)}, \overline{A}_2') \tilde{v}_2$，$\hat{K}(x_i^{(1)}, x_i^{(1)}) = \tilde{K}(x_i^{(1)}, \overline{A}_1')$ $\tilde{K}(x_i^{(1)}, \overline{A}_1')'$，$\hat{K}(x_i^{(2)}, x_i^{(2)}) = \tilde{K}(x_i^{(2)}, \overline{A}_2') \tilde{K}(x_i^{(2)}, \overline{A}_2')'$。引入 Heaviside 函数 H（·），定义为

$$
H(x) = \begin{cases} 1, & x > 0; \\ 0, & \text{其他} . \end{cases}
\tag{附 A-2}
$$

则有

$$P_{\mathcal{D}}\left(yf\left(x^{(1)},x^{(2)}\right)\leqslant 0\right)=E_{\mathcal{D}}\left[H\left(-yf\left(x^{(1)},x^{(2)}\right)\right)\right]. \quad （附 A-3）$$

定义函数类 $\mathcal{F}=\{f\,|\,f:\left(x^{(1)},x^{(2)}\right)\rightarrow 0.5(f_1(x^{(1)})+f_2(x^{(2)})),\ \|\tilde{v}_1\|\leqslant E_1,$ $\|\tilde{v}_2\|\leqslant E_2\}$ 和 $\tilde{\mathcal{F}}=\{\tilde{f}\,|\,\tilde{f}:(x^{(1)},x^{(2)},y)\rightarrow\mathcal{L}(-yf(x^{(1)},x^{(2)})),\ f(x^{(1)},x^{(2)})\in\mathcal{F}\}$。其中，损失函数 $\mathcal{L}:R\rightarrow[0,1]$ 为

$$\mathcal{L}(x)=\begin{cases}1, & x>0;\\ 1+x, & -1\leqslant x\leqslant 0;\\ 0, & 其他.\end{cases} \quad （附 A-4）$$

为方便起见，记 $x=(x^{(1)},x^{(2)})$。由于 $H(\cdot)-1\subseteq\mathcal{L}(\cdot)-1$，则根据（Shawe-Taylor 等，2004；Sun，2011；Tang 等，2017，2021a）的引理 1 有

$$\mathbb{E}_{\mathcal{D}}\left[H(-yf(x))-1\right]\leqslant\mathbb{E}_{\mathcal{D}}\left[\mathcal{L}(-yf(x))-1\right]$$

$$\leqslant\hat{\mathbb{E}}[\mathcal{L}(-yf(x))-1]+\hat{R}_r((\mathcal{L}-1)\circ\tilde{\mathcal{F}})+3\sqrt{\frac{\ln(2/\delta)}{2r}}, \quad （附 A-5）$$

其中 $\hat{R}(\cdot)$ 表示经验 Rademacher 复杂度，$\hat{\mathbb{E}}(\cdot)$ 表示平均经验误差。因此有
$\mathbb{E}_{\mathcal{D}}\left[H(-yf(x))\right]\leqslant\mathbb{E}_{\mathcal{D}}\left[\mathcal{L}(-yf(x))\right]$

$$\leqslant\hat{\mathbb{E}}[\mathcal{L}(-yf(x))]+\hat{R}_r((\mathcal{L}-1)\circ\tilde{\mathcal{F}})+3\sqrt{\frac{\ln(2/\delta)}{2r}}$$

$$\leqslant\frac{1}{r}\sum_{i=1}^{r}[1-y_if(x_i)]_{+}+\hat{R}_r((\mathcal{L}-1)\circ\tilde{\mathcal{F}})+3\sqrt{\frac{\ln(2/\delta)}{2r}} \quad （附 A-6）$$

$$=\frac{1}{2r}\sum_{i=1}^{r}([1-y_if_1(x_i^{(1)})+1-y_if_2(x_i^{(2)})]_{+})+\hat{R}_r((\mathcal{L}-1)\circ\tilde{\mathcal{F}})+3\sqrt{\frac{\ln(2/\delta)}{2r}}$$

$$\leqslant\frac{1}{2r}\sum_{i=1}^{r}([1-y_if_1(x_i^{(1)})]_{+}+[1-y_if_2(x_i^{(2)})]_{+})+\hat{R}_r((\mathcal{L}-1)\circ\tilde{\mathcal{F}})+3\sqrt{\frac{\ln(2/\delta)}{2r}}$$

$$\leqslant\frac{1}{2r}\sum_{i=1}^{r}(\xi_i^{(1)^*}+\xi_i^{(2)^*})+\hat{R}_r((\mathcal{L}-1)\circ\tilde{\mathcal{F}})+3\sqrt{\frac{\ln(2/\delta)}{2r}},$$

其中 $\xi_i^{(1)^*}=\max\{0,1-y_i\tilde{K}\left(x_i^{(1)},\overline{A}_1'\right)\tilde{v}_1^*,y_i\tilde{K}\left(x_i^{(2)},\overline{A}_2'\right)\tilde{v}_2^*\}$，$\xi_i^{(2)^*}=\max\{0,1-y_i\tilde{K}\left(x_i^{(2)},\overline{A}_2'\right)\tilde{v}_2^*,y_i\tilde{K}\left(x_i^{(1)},\overline{A}_1'\right)\tilde{v}_1^*\}$，$i=1,2,\cdots,r$。

根据 Bartlett 等（2002）的定理 14，$(\mathcal{L}-1)(\cdot)$ 为 1-Lipschitz 函数，且

$(\mathcal{L}-1)(0)=0$，则有

$$\hat{R}_r((\mathcal{L}-1)\circ\tilde{\mathcal{F}})\leqslant 2\hat{R}_r(\tilde{\mathcal{F}}).\qquad（附 A-7）$$

由 Bartlett 等（2002）中的定义 2 有

$$\begin{aligned}\hat{R}_r(\tilde{\mathcal{F}})&=\mathbb{E}_\sigma\left[\sup_{\tilde{f}\in\tilde{\mathcal{F}}}\left|\frac{2}{r}\sum_{i=1}^r\sigma_i\tilde{f}(x_i^{(1)},x_i^{(2)},y_i)\right|\right]\\&=\mathbb{E}_\sigma\left[\sup_{f\in\mathcal{F}}\left|\frac{2}{r}\sum_{i=1}^r\sigma_i y_i f(x_i^{(1)},x_i^{(2)})\right|\right]\qquad（附 A-8）\\&=\mathbb{E}_\sigma\left[\sup_{f\in\mathcal{F}}\left|\frac{2}{r}\sum_{i=1}^r\sigma_i f(x_i^{(1)},x_i^{(2)})\right|\right]\\&=\hat{R}_r(\mathcal{F}).\end{aligned}$$

结合 Tang 等（2021a）的定理 1 有

$$\begin{aligned}\hat{R}_r(\mathcal{F})&=\mathbb{E}_\sigma\left[\sup_{f\in\mathcal{F}}\left|\frac{2}{r}\sum_{i=1}^r\sigma_i f(x_i^{(1)},x_i^{(2)})\right|\right]\\&\leqslant\frac{1}{2}\left(\mathbb{E}_\sigma\left[\sup_{\|\tilde{v}_1\|\leqslant E_1}\left|\frac{2}{r}\sum_{i=1}^r\sigma_i\tilde{K}\left(x_i^{(1)},\overline{A}_1'\right)\tilde{v}_1\right|\right]+\mathbb{E}_\sigma\left[\sup_{\|\tilde{v}_2\|\leqslant E_2}\left|\frac{2}{r}\sum_{i=1}^r\sigma_i\tilde{K}\left(x_i^{(2)},\overline{A}_2'\right)\tilde{v}_2\right|\right]\right)\\&\leqslant\frac{1}{2}\left(\frac{2E_1}{r}\sqrt{\left(\sum_i^r\hat{K}\left(x_i^{(1)},x_i^{(1)}\right)\right)}+\frac{2E_2}{r}\sqrt{\left(\sum_i^r\hat{K}\left(x_i^{(2)},x_i^{(2)}\right)\right)}\right)\\&=\frac{1}{r}\left(E_1\sqrt{\sum_i^r\hat{K}\left(x_i^{(1)},x_i^{(1)}\right)}+E_2\sqrt{\sum_i^r\hat{K}\left(x_i^{(2)},x_i^{(2)}\right)}\right).\qquad（附 A-9）\end{aligned}$$

结合上述分析，不等式(4-10)成立。同理，定义函数类 $\mathcal{F}_1=\{f_1\mid f_1:x^{(1)}\to f_1(x^{(1)}),\|\tilde{v}_1\|\leqslant E_1\}$ 和 $\tilde{\mathcal{F}}_1=\{\tilde{f}_1\mid\tilde{f}_1:(x^{(1)},y)\to\mathcal{L}(-yf_1(x^{(1)})),f_1(x^{(1)})\in\mathcal{F}_1$；$\mathcal{F}_2=\{f_2\mid f_2:x^{(2)}\to f_2(x^{(2)}),\|\tilde{v}_2\|\leqslant E_2\}$ 和 $\tilde{\mathcal{F}}_2=\{\tilde{f}_2\mid\tilde{f}_2:(x^{(2)},y)\to\mathcal{L}(-yf_2(x^{(2)})),f_2(x^{(2)})\in\mathcal{F}_2\}$，则参照（附 A-3）～（附 A-9）可证明不等式（4-11）和（4-12）成立。

A.3 第 4 章附表

附表 A.3-1　RPSVM-2V 在视角不完整的 Corel 数据集上的准确率

准确率								
MR	0.9		0.8		0.7		0.6	
数据集	LR	RPSVM-2V	LR	RPSVM-2V	LR	RPSVM-2V	LR	RPSVM-2V
Corel 1	**0.82**	0.75±0.08	0.81	**0.82±0.08**	0.81	**0.83±0.06**	0.83	**0.86±0.05**
Corel 2	**0.71**	0.63±0.09	**0.71**	0.69±0.06	0.70	**0.71±0.10**	**0.72**	0.69±0.07
Corel 3	0.69	**0.71±0.03**	0.71	**0.73±0.07**	0.72	**0.74±0.08**	0.73	**0.76±0.07**
Corel 4	0.67	**0.69±0.11**	0.71	**0.71±0.07**	0.70	**0.71±0.08**	0.68	**0.72±0.10**
Corel 5	0.75	**0.77±0.07**	0.76	**0.79±0.06**	0.80	**0.81±0.07**	0.78	**0.83±0.06**
Corel 6	**0.70**	0.68±0.02	**0.74**	0.72±0.06	**0.74**	0.72±0.04	0.72	**0.75±0.09**
Corel 7	0.58	**0.60±0.08**	**0.66**	0.65±0.06	0.60	**0.65±0.04**	**0.71**	0.69±0.09
Corel 8	**0.72**	0.71±0.09	0.73	**0.74±0.08**	0.74	**0.76±0.05**	0.78	**0.81±0.05**
Corel 9	**0.68**	0.64±0.03	**0.70**	0.68±0.10	**0.71**	0.70±0.09	0.73	**0.76±0.11**
Corel 10	**0.68**	0.67±0.06	**0.76**	0.68±0.04	0.71	**0.72±0.05**	0.69	**0.71±0.08**
F 值								
MR	0.9		0.8		0.7		0.6	
数据集	LR	RPSVM-2V	LR	RPSVM-2V	LR	RPSVM-2V	LR	RPSVM-2V
Corel 1	**0.81**	0.78±0.07	0.81	**0.83±0.04**	0.81	**0.83±0.06**	0.83	**0.86±0.05**
Corel 2	**0.72**	0.62±0.02	**0.72**	0.70±0.05	0.71	**0.73±0.09**	**0.72**	0.68±0.09
Corel 3	0.69	**0.70±0.07**	0.71	**0.72±0.10**	0.72	**0.75±0.05**	0.71	**0.75±0.08**
Corel 4	0.68	**0.69±0.10**	0.69	**0.71±0.09**	0.69	**0.72±0.09**	0.69	**0.74±0.13**
Corel 5	0.75	**0.77±0.09**	0.75	**0.79±0.06**	0.80	**0.82±0.07**	0.78	**0.83±0.05**
Corel 6	0.71	**0.72±0.06**	0.74	**0.75±0.05**	0.73	**0.74±0.05**	0.72	**0.77±0.07**
Corel 7	0.64	**0.64±0.09**	**0.67**	0.64±0.04	0.62	**0.67±0.07**	0.68	**0.70±0.07**
Corel 8	**0.73**	0.69±0.11	0.72	**0.74±0.12**	**0.75**	0.75±0.07	0.78	**0.80±0.07**
Corel 9	**0.71**	0.65±0.11	**0.70**	0.68±0.05	**0.72**	0.69±0.12	0.72	**0.76±0.10**
Corel 10	**0.70**	0.70±0.07	**0.75**	0.70±0.06	0.71	**0.74±0.05**	0.69	**0.72±0.09**

附表 A.3-2　RPSVM-2V 在视角不完整的 AWA 数据集上的准确率

MR	0.9		0.8		0.7		0.6		0.5	
数据集	LR	RPSVM-2V	LR	RPSVM-2V	LR	RPSVM-2V	LR	RPSVM-2V	LR	RPSVM-2V
AWA 1	**0.70**	0.62±0.04	**0.71**	0.65±0.06	**0.73**	0.72±0.04	**0.73**	0.73±0.04	0.71	**0.77±0.08**
AWA 2	0.74	**0.76±0.03**	0.74	**0.75±0.06**	0.74	**0.78±0.04**	0.74	**0.81±0.07**	0.74	**0.81±0.04**
AWA 3	**0.94**	**0.94±0.02**	**0.94**	0.93±0.02	**0.94**	**0.94±0.03**	**0.95**	**0.95±0.02**	0.95	**0.97±0.01**
AWA 4	**0.79**	0.77±0.02	0.78	**0.80±0.04**	0.78	**0.82±0.06**	0.81	**0.84±0.04**	0.80	**0.87±0.06**
AWA 5	**0.80**	0.79±0.03	0.79	**0.80±0.06**	0.81	**0.82±0.04**	0.78	**0.82±0.06**	0.80	**0.83±0.02**
AWA 6	**0.74**	0.72±0.05	**0.73**	0.72±0.08	0.73	**0.76±0.02**	**0.74**	0.73±0.05	0.71	**0.78±0.02**
AWA 7	**0.68**	0.63±0.04	**0.67**	0.67±0.05	0.64	**0.69±0.06**	0.66	**0.68±0.06**	0.62	**0.74±0.05**
AWA 8	0.75	**0.75±0.04**	**0.76**	0.76±0.05	0.76	**0.78±0.04**	0.73	**0.80±0.07**	0.75	**0.81±0.06**
AWA 9	0.79	**0.79±0.03**	0.80	**0.82±0.05**	0.81	**0.84±0.06**	0.81	**0.87±0.03**	0.81	**0.86±0.01**
AWA 10	**0.79**	0.72±0.06	**0.78**	0.77±0.06	**0.79**	0.78±0.05	0.80	**0.82±0.02**	0.78	**0.83±0.06**
AWA 11	**0.93**	**0.93±0.03**	**0.94**	**0.94±0.03**	0.93	**0.94±0.03**	0.94	**0.95±0.04**	0.94	**0.97±0.01**
AWA 12	**0.76**	0.72±0.05	0.76	**0.77±0.05**	0.76	**0.78±0.05**	0.76	**0.80±0.06**	0.76	**0.81±0.04**
AWA 13	0.79	**0.79±0.06**	**0.81**	0.79±0.06	**0.80**	0.80±0.05	0.80	**0.81±0.04**	0.81	**0.85±0.04**
AWA 14	**0.73**	0.72±0.06	0.74	**0.75±0.07**	**0.72**	0.71±0.04	0.73	**0.76±0.07**	0.70	**0.76±0.07**
AWA 15	**0.72**	0.69±0.06	**0.71**	0.71±0.08	**0.71**	0.71±0.03	0.70	**0.77±0.03**	0.70	**0.76±0.04**
AWA 16	**0.77**	0.75±0.05	**0.76**	0.76±0.03	0.77	**0.79±0.05**	0.75	**0.79±0.09**	0.77	**0.80±0.04**
AWA 17	**0.82**	0.79±0.03	0.82	**0.83±0.06**	0.81	**0.83±0.02**	0.83	**0.84±0.05**	0.83	**0.87±0.02**
AWA 18	0.87	0.84±0.04	**0.90**	0.85±0.02	**0.89**	0.84±0.04	0.88	**0.89±0.03**	0.88	**0.90±0.03**
AWA 19	0.70	**0.71±0.02**	0.69	**0.72±0.04**	0.71	**0.76±0.05**	0.70	**0.77±0.06**	0.69	**0.78±0.04**
AWA 20	**0.71**	0.67±0.08	0.71	**0.75±0.02**	0.73	**0.76±0.06**	0.74	**0.78±0.01**	0.73	**0.83±0.05**
AWA 21	**0.58**	0.56±0.06	0.57	**0.59±0.05**	0.58	**0.64±0.05**	0.58	**0.67±0.04**	0.60	**0.67±0.03**
AWA 22	0.66	**0.68±0.06**	0.66	**0.71±0.04**	0.64	**0.71±0.05**	0.67	**0.73±0.10**	0.67	**0.75±0.03**
AWA 23	0.66	**0.66±0.04**	0.68	**0.69±0.07**	0.69	**0.72±0.07**	0.67	**0.72±0.05**	0.68	**0.73±0.06**
AWA 24	0.67	**0.68±0.03**	0.66	**0.68±0.08**	0.69	**0.71±0.06**	0.68	**0.72±0.07**	0.68	**0.76±0.04**
AWA 25	**0.94**	0.93±0.02	**0.93**	0.93±0.03	0.91	**0.93±0.04**	**0.92**	0.92±0.02	0.94	**0.95±0.03**
AWA 26	**0.91**	0.87±0.03	**0.89**	0.87±0.03	0.88	**0.90±0.03**	0.89	**0.92±0.03**	0.90	**0.94±0.03**
AWA 27	**0.93**	0.90±0.05	**0.94**	0.91±0.02	**0.93**	0.93±0.03	0.93	**0.94±0.02**	0.92	**0.94±0.01**
AWA 28	**0.94**	0.92±0.02	**0.94**	0.92±0.05	0.91	**0.92±0.03**	**0.92**	0.92±0.03	0.93	**0.96±0.02**

续表

MR	0.9		0.8		0.7		0.6		0.5	
数据集	LR	RPSVM-2V	LR	RPSVM-2V	LR	RPSVM-2V	LR	RPSVM-2V	LR	RPSVM-2V
AWA 29	**0.89**	0.83±0.03	**0.89**	0.87±0.05	0.87	**0.89±0.04**	**0.88**	0.88±0.04	0.89	**0.91±0.01**
AWA 30	**0.81**	0.80±0.04	0.80	**0.81±0.06**	0.80	**0.82±0.06**	0.80	**0.81±0.04**	0.81	**0.84±0.03**
AWA 31	**0.79**	0.77±0.06	**0.80**	0.78±0.03	**0.79**	0.78±0.05	**0.80**	0.78±0.04	**0.80**	0.79±0.06
AWA 32	**0.71**	0.68±0.07	0.68	**0.69±0.03**	0.70	**0.71±0.04**	0.69	**0.73±0.04**	0.68	**0.72±0.04**
AWA 33	0.61	**0.62±0.08**	0.62	**0.64±0.08**	0.61	**0.66±0.07**	0.62	**0.68±0.08**	0.62	**0.70±0.04**
AWA 34	0.75	**0.77±0.07**	0.76	**0.76±0.04**	0.75	**0.79±0.06**	0.75	**0.78±0.04**	0.76	**0.79±0.05**
AWA 35	0.79	**0.79±0.02**	0.79	**0.80±0.05**	0.79	**0.82±0.06**	0.79	**0.82±0.04**	0.77	**0.81±0.04**
AWA 36	**0.70**	0.64±0.05	**0.69**	0.65±0.07	**0.71**	0.69±0.09	0.70	**0.72±0.04**	0.70	**0.74±0.04**
AWA 37	**0.78**	0.75±0.05	**0.78**	0.77±0.08	**0.78**	0.78±0.05	0.77	**0.78±0.04**	0.77	**0.82±0.08**
AWA 38	0.57	**0.58±0.09**	**0.58**	0.57±0.07	0.58	**0.60±0.04**	0.60	**0.61±0.04**	0.57	**0.62±0.09**
AWA 39	**0.72**	0.69±0.08	0.72	**0.76±0.11**	0.73	**0.81±0.04**	0.73	**0.82±0.08**	0.72	**0.83±0.05**
AWA 40	**0.69**	0.67±0.06	0.69	**0.70±0.07**	0.68	**0.71±0.06**	0.68	**0.70±0.09**	0.69	**0.76±0.05**
AWA 41	**0.64**	0.63±0.04	**0.64**	0.62±0.05	0.65	**0.66±0.05**	**0.65**	0.63±0.08	0.67	**0.68±0.04**
AWA 42	**0.73**	0.73±0.06	**0.73**	0.73±0.02	0.72	**0.75±0.05**	0.74	**0.75±0.07**	0.73	**0.78±0.07**
AWA 43	**0.71**	0.71±0.07	0.72	**0.74±0.04**	0.73	**0.76±0.03**	0.72	**0.74±0.08**	0.75	**0.77±0.05**
AWA 44	0.76	**0.77±0.05**	0.76	**0.77±0.06**	0.76	**0.79±0.03**	0.75	**0.82±0.03**	0.76	**0.81±0.05**
AWA 45	**0.75**	0.70±0.03	0.74	**0.77±0.05**	**0.74**	0.74±0.04	**0.75**	0.74±0.06	0.73	**0.77±0.06**

附表 A.3-3　RPSVM-2V 在视角完整的 Corel 数据集上的性能

	PSVM-2V			RPSVM-2V					
	完整核			RR = 0.1			RR = 0.2		
数据集	准确率	F 值	时间	准确率	F 值	时间	准确率	F 值	时间
Corel 1	0.91±0.02	0.80±0.05	48.74	**0.88±0.05**	**0.88±0.07**	0.57	**0.90±0.06**	**0.90±0.06**	1.10
Corel 2	0.76±0.03	0.74±0.08	45.28	**0.74±0.04**	**0.75±0.04**	0.56	**0.76±0.05**	**0.76±0.04**	1.07
Corel 3	0.82±0.04	0.80±0.05	40.67	0.77±0.07	0.73±0.12	0.56	0.78±0.07	0.75±0.11	1.05
Corel 4	0.82±0.05	0.77±0.05	20.17	**0.80±0.08**	**0.77±0.09**	0.56	**0.79±0.05**	**0.77±0.06**	1.05
Corel 5	0.86±0.02	0.82±0.03	51.43	**0.85±0.06**	**0.84±0.08**	0.57	**0.85±0.03**	**0.84±0.04**	1.08

	PSVM-2V			RPSVM-2V				
	完整核			RR = 0.1			RR = 0.2	
Corel 6	0.77±0.02	0.68±0.02	44.87	**0.75±0.09**	**0.76±0.08**	0.57	**0.76±0.04**	**0.77±0.03**	1.05
Corel 7	0.74±0.05	0.72±0.05	53.25	0.66±0.15	**0.69±0.05**	0.60	**0.72±0.11**	**0.74±0.10**	1.07
Corel 8	0.87±0.03	0.81±0.05	45.69	0.82±0.03	**0.81±0.05**	0.57	**0.84±0.05**	**0.82±0.06**	1.06
Corel 9	0.83±0.03	0.76±0.06	42.27	0.76±0.04	0.72±0.06	0.59	**0.82±0.04**	**0.80±0.04**	1.07
Corel 10	0.82±0.05	0.74±0.08	40.33	0.77±0.04	**0.76±0.05**	0.56	**0.81±0.04**	**0.81±0.04**	1.06

附表 A.3-4　RPSVM-2V 在视角完整的 AWA 数据集上的准确率

	PSVM-2V		RPSVM-2V					
	完整核		RR=0.1		RR=0.2		RR=0.3	
数据集	准确率	时间	准确率	时间	准确率	时间	准确率	时间
AWA 1	0.86±0.03	13.26	0.71±0.09	0.70	0.81±0.06	1.35	0.82±0.04	2.16
AWA 2	0.88±0.03	13.77	0.82±0.04	0.76	0.84±0.05	1.46	**0.86±0.03**	2.27
AWA 3	0.98±0.01	14.40	**0.96±0.01**	0.80	**0.96±0.01**	1.52	**0.97±0.02**	2.43
AWA 4	0.92±0.04	14.00	0.86±0.04	0.71	**0.90±0.03**	1.37	**0.91±0.03**	2.21
AWA 5	0.90±0.04	13.96	**0.87±0.02**	0.74	**0.89±0.03**	1.43	**0.90±0.02**	2.26
AWA 6	0.86±0.06	13.70	0.78±0.03	0.71	0.81±0.05	1.35	**0.85±0.03**	2.21
AWA 7	0.81±0.04	13.54	0.73±0.07	0.72	**0.79±0.08**	1.38	**0.78±0.04**	2.20
AWA 8	0.86±0.06	13.72	0.81±0.01	0.75	**0.85±0.03**	1.43	**0.86±0.05**	2.28
AWA 9	0.90±0.05	14.03	**0.87±0.02**	0.76	0.87±0.04	1.47	**0.88±0.05**	2.32
AWA 10	0.91±0.04	13.73	0.85±0.03	0.73	0.87±0.05	1.42	**0.88±0.04**	2.24
AWA 11	0.99±0.01	14.36	**0.97±0.03**	0.78	**0.98±0.02**	1.52	**0.98±0.03**	2.44
AWA 12	0.91±0.04	13.74	0.86±0.04	0.71	**0.89±0.06**	1.38	**0.89±0.05**	2.21
AWA 13	0.92±0.06	14.06	0.86±0.05	0.74	**0.89±0.04**	1.46	**0.90±0.05**	2.33
AWA 14	0.87±0.03	13.77	0.78±0.07	0.72	0.81±0.04	1.37	**0.84±0.02**	2.21
AWA 15	0.87±0.05	13.32	0.78±0.04	0.72	0.82±0.04	1.40	**0.85±0.07**	2.23
AWA 16	0.87±0.03	13.83	0.83±0.03	0.74	**0.85±0.02**	1.43	**0.85±0.03**	2.30
AWA 17	0.92±0.04	14.16	**0.89±0.02**	0.75	**0.91±0.02**	1.47	**0.91±0.01**	2.36
AWA 18	0.95±0.04	14.19	**0.93±0.04**	0.80	**0.94±0.04**	1.55	**0.94±0.05**	2.44
AWA 19	0.87±0.05	13.79	0.80±0.06	0.71	**0.85±0.05**	1.41	**0.85±0.04**	2.28
AWA 20	0.87±0.02	13.54	0.81±0.06	0.73	**0.84±0.08**	1.46	**0.85±0.05**	2.34

续表

| | PSVM-2V | | RPSVM-2V | | | | | |
| | 完整核 | | RR=0.1 | | RR=0.2 | | RR=0.3 | |
数据集	准确率	时间	准确率	时间	准确率	时间	准确率	时间
AWA 21	0.76±0.04	13.19	0.62±0.15	0.71	0.68±0.09	1.39	0.71±0.09	2.25
AWA 22	0.82±0.03	13.71	0.73±0.08	0.73	0.77±0.05	1.45	0.78±0.06	2.30
AWA 23	0.81±0.02	13.69	0.67±0.14	0.75	0.77±0.05	1.46	**0.78±0.03**	2.35
AWA 24	0.79±0.05	13.47	0.68±0.11	0.76	0.74±0.05	1.52	**0.76±0.08**	2.40
AWA 25	0.98±0.02	14.51	**0.97±0.03**	0.77	**0.98±0.02**	1.49	**0.98±0.02**	2.43
AWA 26	0.95±0.03	14.01	**0.93±0.04**	0.79	**0.94±0.02**	1.53	**0.94±0.02**	2.41
AWA 27	0.98±0.02	14.50	**0.97±0.01**	0.78	**0.96±0.02**	1.50	**0.97±0.02**	2.40
AWA 28	0.98±0.02	14.75	**0.97±0.02**	0.80	**0.97±0.02**	1.54	**0.97±0.02**	2.43
AWA 29	0.95±0.04	14.33	**0.92±0.03**	0.79	**0.94±0.03**	1.52	**0.95±0.04**	2.45
AWA 30	0.89±0.03	14.43	0.82±0.06	0.78	**0.86±0.02**	1.53	**0.88±0.02**	2.44
AWA 31	0.89±0.03	13.91	**0.87±0.03**	0.74	**0.89±0.02**	1.42	**0.88±0.02**	2.28
AWA 32	0.86±0.02	13.54	0.68±0.08	0.71	0.78±0.05	1.36	0.81±0.06	2.17
AWA 33	0.81±0.06	13.23	0.63±0.12	0.72	0.72±0.09	1.40	0.73±0.08	2.23
AWA 34	0.82±0.03	13.58	**0.80±0.03**	0.73	**0.81±0.02**	1.40	**0.80±0.03**	2.26
AWA 35	0.89±0.05	13.83	0.85±0.07	0.73	**0.86±0.07**	1.40	**0.86±0.03**	2.27
AWA 36	0.80±0.05	13.57	0.73±0.08	0.73	**0.77±0.04**	1.42	**0.78±0.03**	2.29
AWA 37	0.85±0.05	14.05	**0.82±0.05**	0.75	**0.84±0.04**	1.48	**0.85±0.05**	2.35
AWA 38	0.68±0.04	13.13	0.52±0.09	0.77	0.64±0.09	1.47	**0.65±0.08**	2.34
AWA 39	0.85±0.05	13.47	0.76±0.07	0.74	**0.83±0.06**	1.48	**0.85±0.05**	2.34
AWA 40	0.80±0.02	13.57	0.69±0.08	0.72	0.73±0.08	1.41	0.75±0.07	2.25
AWA 41	0.71±0.04	13.14	0.54±0.08	0.74	0.67±0.06	1.42	**0.68±0.04**	2.25
AWA 42	0.81±0.03	13.78	**0.78±0.04**	0.73	**0.80±0.04**	1.44	**0.81±0.05**	2.30
AWA 43	0.82±0.04	13.58	0.75±0.06	0.76	0.77±0.06	1.48	**0.79±0.04**	2.31
AWA 44	0.86±0.04	13.89	0.82±0.03	0.79	**0.83±0.04**	1.51	**0.84±0.04**	2.37
AWA 45	0.80±0.03	13.56	0.75±0.03	0.75	**0.81±0.03**	1.53	**0.82±0.03**	2.40

附表 A.3-5　RSVM-2K 在视角完整的 Corel 数据集上的性能

| 数据集 | SVM-2K | | | RSVM-2K | | | | | |
| | 完整核 | | | RR= 0.1 | | | RR= 0.2 | | |
	准确率	F 值	时间	准确率	F 值	时间	准确率	F 值	时间
Corel 1	0.90±0.03	0.89±0.03	8.72	**0.88±0.07**	**0.88±0.06**	0.46	**0.89±0.05**	**0.89±0.05**	0.85
Corel 2	0.75±0.08	0.76±0.08	7.94	**0.76±0.02**	**0.76±0.03**	0.44	0.73±0.06	**0.74±0.02**	0.76
Corel 3	0.80±0.04	0.78±0.06	7.42	**0.78±0.06**	**0.77±0.08**	0.41	0.76±0.06	**0.76±0.04**	0.76
Corel 4	0.81±0.05	0.78±0.04	7.08	**0.81±0.05**	**0.79±0.05**	0.42	**0.81±0.05**	**0.80±0.06**	0.75
Corel 5	0.83±0.03	0.83±0.04	7.46	**0.85±0.06**	**0.84±0.06**	0.42	**0.85±0.06**	**0.84±0.07**	0.76
Corel 6	0.74±0.07	0.75±0.06	7.37	**0.74±0.07**	**0.76±0.05**	0.42	**0.74±0.04**	**0.74±0.04**	0.75
Corel 7	0.74±0.09	0.74±0.09	7.14	0.67±0.16	0.68±0.09	0.44	**0.72±0.11**	**0.73±0.04**	0.75
Corel 8	0.86±0.07	0.85±0.08	7.59	**0.83±0.04**	**0.83±0.04**	0.42	**0.84±0.05**	**0.83±0.06**	0.78
Corel 9	0.82±0.07	0.81±0.08	7.82	0.78±0.04	0.76±0.04	0.44	**0.81±0.03**	**0.79±0.04**	0.78
Corel 10	0.83±0.05	0.82±0.07	6.79	0.75±0.03	0.75±0.04	0.40	0.77±0.03	0.77±0.04	0.74

附表 A.3-6　RSVM-2K 在视角完整的 AWA 数据集上的准确率

| 数据集 | SVM-2K | | RSVM-2K | | | | | |
| | 完整核 | | RR=0.1 | | RR=0.2 | | RR=0.3 | |
	准确率	时间	准确率	时间	准确率	时间	准确率	时间
AWA 1	0.86±0.02	3.10	0.76±0.04	0.48	0.81±0.04	0.87	0.81±0.05	1.36
AWA 2	0.88±0.03	3.37	0.83±0.03	0.50	0.84±0.05	0.94	**0.86±0.06**	1.49
AWA 3	0.98±0.01	3.55	**0.96±0.01**	0.57	**0.96±0.02**	1.04	**0.96±0.02**	1.56
AWA 4	0.91±0.03	3.22	0.85±0.03	0.49	**0.89±0.05**	0.88	**0.89±0.06**	1.38
AWA 5	0.89±0.04	3.34	**0.87±0.03**	0.50	**0.88±0.02**	0.94	**0.89±0.04**	1.46
AWA 6	0.85±0.06	3.29	0.79±0.03	0.48	**0.82±0.05**	0.88	**0.84±0.04**	1.40
AWA 7	0.79±0.05	3.17	0.73±0.07	0.48	**0.78±0.06**	0.89	**0.77±0.07**	1.35
AWA 8	0.85±0.07	3.29	**0.82±0.03**	0.50	**0.85±0.03**	0.93	**0.85±0.04**	1.44
AWA 9	0.89±0.05	3.36	**0.86±0.02**	0.51	**0.88±0.03**	0.98	**0.88±0.04**	1.49
AWA 10	0.90±0.03	3.33	0.84±0.03	0.49	**0.86±0.04**	0.95	**0.87±0.05**	1.44
AWA 11	0.98±0.01	3.46	**0.98±0.03**	0.55	**0.98±0.02**	1.02	**0.98±0.02**	1.56
AWA 12	0.91±0.03	3.25	0.85±0.04	0.49	**0.89±0.05**	0.90	**0.89±0.05**	1.41
AWA 13	0.91±0.06	3.29	**0.88±0.04**	0.51	**0.88±0.04**	0.95	**0.90±0.05**	1.45
AWA 14	0.87±0.03	3.22	0.79±0.05	0.49	0.81±0.04	0.88	0.83±0.05	1.40

续表

数据集	SVM-2K 完整核		RSVM-2K RR=0.1		RR=0.2		RR=0.3	
	准确率	时间	准确率	时间	准确率	时间	准确率	时间
AWA 15	0.87±0.05	3.18	0.80±0.04	0.47	0.82±0.06	0.90	0.82±0.05	1.38
AWA 16	0.86±0.03	3.31	0.82±0.04	0.50	**0.83±0.03**	0.94	**0.85±0.03**	1.46
AWA 17	0.92±0.03	3.43	0.88±0.03	0.52	**0.90±0.03**	0.98	**0.90±0.03**	1.51
AWA 18	0.95±0.04	3.40	**0.92±0.03**	0.56	**0.94±0.05**	1.00	**0.95±0.02**	1.53
AWA 19	0.87±0.06	3.16	0.81±0.07	0.48	**0.84±0.05**	0.92	**0.84±0.06**	1.42
AWA 20	0.87±0.02	3.27	0.83±0.06	0.50	**0.85±0.04**	0.97	**0.84±0.02**	1.47
AWA 21	0.73±0.06	3.17	0.62±0.15	0.48	**0.70±0.10**	0.89	**0.72±0.06**	1.41
AWA 22	0.82±0.02	3.23	0.74±0.04	0.49	0.76±0.06	0.94	0.78±0.05	1.44
AWA 23	0.80±0.04	3.20	0.71±0.08	0.50	**0.79±0.04**	0.93	0.76±0.02	1.45
AWA 24	0.77±0.06	3.31	0.69±0.06	0.51	**0.74±0.07**	0.98	**0.76±0.09**	1.50
AWA 25	0.98±0.02	3.47	**0.97±0.02**	0.54	**0.98±0.01**	1.00	**0.98±0.01**	1.56
AWA 26	0.95±0.02	3.39	**0.92±0.03**	0.54	**0.92±0.03**	1.01	**0.94±0.03**	1.53
AWA 27	0.97±0.01	3.44	**0.97±0.02**	0.55	**0.97±0.02**	1.01	**0.97±0.02**	1.60
AWA 28	0.97±0.02	3.54	**0.97±0.03**	0.56	**0.96±0.02**	1.03	**0.97±0.03**	1.62
AWA 29	0.94±0.03	3.39	**0.91±0.04**	0.55	**0.93±0.03**	1.02	**0.94±0.04**	1.57
AWA 30	0.88±0.02	3.40	0.81±0.04	0.53	**0.85±0.02**	0.98	**0.87±0.02**	1.53
AWA 31	0.89±0.03	3.32	0.85±0.03	0.50	**0.87±0.04**	0.94	**0.87±0.03**	1.40
AWA 32	0.84±0.04	3.09	0.76±0.05	0.48	**0.81±0.03**	0.89	**0.82±0.04**	1.34
AWA 33	0.81±0.06	3.06	0.64±0.12	0.48	0.73±0.06	0.90	0.72±0.06	1.39
AWA 34	0.81±0.01	3.19	**0.79±0.04**	0.49	**0.81±0.02**	0.91	**0.82±0.02**	1.41
AWA 35	0.89±0.04	3.31	0.84±0.06	0.49	0.84±0.05	0.93	**0.86±0.03**	1.41
AWA 36	0.78±0.05	3.25	0.74±0.06	0.49	**0.77±0.04**	0.93	**0.77±0.02**	1.44
AWA 37	0.83±0.04	3.26	**0.82±0.04**	0.50	**0.83±0.04**	0.98	**0.84±0.04**	1.50
AWA 38	0.67±0.04	3.15	0.45±0.07	0.52	0.62±0.11	0.95	**0.66±0.08**	1.48
AWA 39	0.82±0.04	3.23	0.78±0.06	0.51	**0.81±0.06**	0.97	**0.83±0.05**	1.50
AWA 40	0.80±0.05	3.16	0.69±0.06	0.49	0.73±0.06	0.91	0.75±0.05	1.42
AWA 41	0.71±0.03	3.14	0.58±0.11	0.50	0.67±0.05	0.91	0.67±0.04	1.41
AWA 42	0.79±0.03	3.33	**0.78±0.04**	0.40	**0.80±0.02**	0.95	**0.80±0.02**	1.44

续表

	SVM-2K		RSVM-2K					
	完整核		RR=0.1		RR=0.2		RR=0.3	
数据集	准确率	时间	准确率	时间	准确率	时间	准确率	时间
AWA 43	0.81±0.05	3.28	0.75±0.05	0.50	0.76±0.05	0.93	**0.78±0.05**	1.41
AWA 44	0.85±0.05	3.36	**0.82±0.02**	0.52	**0.83±0.03**	0.98	**0.83±0.04**	1.47
AWA 45	0.78±0.02	3.28	**0.76±0.04**	0.51	**0.80±0.04**	0.98	**0.80±0.03**	1.54

附表 A.3-7　RMKL 在情形 1 下的性能

数据集	Uniform MKL			RMKL（RR=0.1）			RMKL（RR=0.2）		
	准确率	F 值	时间	准确率	F 值	时间	准确率	F 值	时间
Corel 1	0.87±0.04	0.87±0.05	1.29	**0.86±0.05**	**0.86±0.06**	0.12	**0.89±0.05**	**0.89±0.06**	0.22
Corel 2	0.74±0.08	0.74±0.08	1.22	**0.71±0.07**	**0.73±0.06**	0.09	**0.74±0.04**	**0.74±0.05**	0.18
Corel 3	0.78±0.04	0.79±0.04	0.46	**0.75±0.05**	0.73±0.06	0.09	**0.78±0.09**	**0.77±0.08**	0.12
Corel 4	0.79±0.04	0.79±0.04	1.09	**0.80±0.05**	**0.79±0.04**	0.09	**0.78±0.04**	**0.77±0.05**	0.12
Corel 5	0.82±0.05	0.81±0.04	1.08	**0.82±0.06**	**0.82±0.07**	0.09	**0.83±0.04**	**0.82±0.05**	0.18
Corel 6	0.76±0.04	0.77±0.05	1.09	0.72±0.05	0.73±0.07	0.09	**0.73±0.07**	**0.74±0.07**	0.19
Corel 7	0.71±0.07	0.71±0.06	0.46	0.65±0.08	0.65±0.10	0.08	**0.70±0.12**	**0.69±0.13**	0.17
Corel 8	0.85±0.05	0.84±0.03	0.44	**0.82±0.07**	**0.82±0.06**	0.10	0.81±0.05	**0.81±0.04**	0.19
Corel 9	0.77±0.12	0.77±0.11	1.24	0.71±0.09	0.72±0.08	0.07	**0.75±0.07**	**0.74±0.07**	0.19
Corel 10	0.80±0.06	0.79±0.04	1.04	0.72±0.05	0.72±0.05	0.07	0.75±0.05	**0.76±0.04**	0.17

附表 A.3-8　RMKL 在情形 2 下的性能

数据集	Uniform MKL			RMKL（RR=0.2）			RMKL（RR=0.3）		
	准确率	F 值	时间	准确率	F 值	时间	准确率	F 值	时间
Corel 1	0.90±0.03	0.89±0.04	1.12	**0.89±0.05**	**0.88±0.06**	0.21	**0.90±0.06**	**0.89±0.07**	0.29
Corel 2	0.76±0.06	0.75±0.08	1.13	**0.76±0.07**	**0.76±0.05**	0.17	0.73±0.03	**0.74±0.04**	0.29
Corel 3	0.78±0.11	0.78±0.07	1.03	**0.78±0.08**	**0.78±0.08**	0.18	**0.78±0.08**	**0.78±0.10**	0.29
Corel 4	0.78±0.08	0.77±0.09	0.98	**0.79±0.02**	**0.78±0.02**	0.17	**0.78±0.04**	**0.77±0.03**	0.28
Corel 5	0.87±0.06	0.87±0.06	0.93	**0.84±0.06**	**0.85±0.05**	0.18	**0.84±0.06**	0.83±0.07	0.27
Corel 6	0.79±0.07	0.79±0.06	0.99	0.74±0.09	0.74±0.07	0.18	**0.77±0.06**	**0.78±0.05**	0.27
Corel 7	0.74±0.05	0.75±0.05	0.95	**0.71±0.07**	0.70±0.07	0.16	**0.74±0.08**	**0.74±0.08**	0.28
Corel 8	0.88±0.03	0.88±0.02	0.84	**0.85±0.03**	0.84±0.03	0.19	**0.85±0.02**	**0.85±0.03**	0.27
Corel 9	0.79±0.08	0.79±0.06	1.02	0.75±0.10	0.75±0.10	0.18	0.75±0.05	**0.76±0.04**	0.30
Corel 10	0.81±0.04	0.81±0.04	0.84	0.76±0.05	0.76±0.05	0.17	0.77±0.05	0.77±0.05	0.26

附表 A.3-9 RMKL 在情形 3 和情形 4 下的性能

数据集	情形 3（RBF & Linear）						情形 4（RBF & RBF）					
	UniformMKL 完整核		RMKL RR=0.1		RR=0.2		UniformMKL 完整核		RMKL RR=0.1		RR=0.2	
	准确率	时间	准确率	时间	准确率	时间	准确率	时间	准确率	时间	准确率	时间
AWA 1	0.80±0.05	2.22	0.73±0.06	0.23	0.76±0.05	0.44	0.85±0.04	0.68	0.78±0.04	0.12	0.80±0.07	0.20
AWA 2	0.84±0.02	2.18	0.81±0.05	0.23	0.81±0.02	0.43	0.86±0.04	0.73	0.83±0.04	0.12	0.85±0.03	0.20
AWA 3	0.95±0.02	1.75	0.93±0.04	0.31	0.94±0.02	0.37	0.97±0.02	0.74	0.96±0.02	0.13	0.97±0.02	0.21
AWA 4	0.85±0.09	2.19	0.82±0.03	0.23	0.84±0.05	0.44	0.91±0.04	0.73	0.86±0.02	0.12	0.90±0.02	0.19
AWA 5	0.81±0.07	2.12	0.81±0.02	0.23	0.82±0.05	0.43	0.89±0.03	0.70	0.88±0.02	0.12	0.88±0.03	0.20
AWA 6	0.80±0.05	2.33	0.77±0.06	0.23	0.79±0.05	0.44	0.86±0.04	0.74	0.83±0.05	0.12	0.83±0.06	0.19
AWA 7	0.74±0.06	2.28	0.68±0.05	0.22	0.72±0.05	0.43	0.79±0.06	0.69	0.79±0.04	0.12	0.78±0.06	0.19
AWA 8	0.78±0.04	2.19	0.74±0.03	0.22	0.75±0.07	0.43	0.85±0.03	0.72	0.84±0.02	0.12	0.84±0.03	0.20
AWA 9	0.86±0.03	2.13	0.85±0.02	0.23	0.85±0.04	0.43	0.87±0.06	0.71	0.86±0.04	0.12	0.86±0.06	0.20
AWA 10	0.89±0.06	2.10	0.85±0.07	0.24	0.86±0.07	0.44	0.89±0.04	0.70	0.87±0.04	0.12	0.90±0.04	0.20
AWA 11	0.95±0.03	1.75	0.94±0.02	0.22	0.95±0.02	0.37	0.99±0.02	0.73	0.98±0.02	0.13	0.98±0.02	0.21
AWA 12	0.87±0.03	2.17	0.86±0.02	0.24	0.86±0.03	0.42	0.91±0.05	0.70	0.86±0.06	0.12	0.88±0.06	0.19
AWA 13	0.84±0.05	2.09	0.82±0.05	0.22	0.84±0.06	0.42	0.90±0.03	0.71	0.88±0.04	0.12	0.89±0.06	0.20
AWA 14	0.80±0.06	2.32	0.75±0.03	0.23	0.79±0.03	0.43	0.86±0.03	0.69	0.81±0.04	0.12	0.82±0.05	0.19
AWA 15	0.79±0.05	2.24	0.75±0.04	0.22	0.77±0.03	0.43	0.86±0.05	0.69	0.80±0.05	0.12	0.82±0.05	0.19
AWA 16	0.83±0.03	2.12	0.76±0.06	0.22	0.80±0.07	0.43	0.87±0.04	0.74	0.83±0.03	0.12	0.84±0.05	0.20
AWA 17	0.88±0.02	2.06	0.87±0.03	0.24	0.88±0.04	0.42	0.89±0.03	0.72	0.88±0.04	0.13	0.89±0.04	0.20
AWA 18	0.89±0.04	1.68	0.85±0.05	0.21	0.87±0.04	0.37	0.94±0.06	0.73	0.93±0.06	0.13	0.95±0.06	0.20

续表

数据集	情形 3（RBF & Linear）						情形 4（RBF & RBF）					
	UniformMKL		RMKL				UniformMKL		RMKL			
	完整核		RR=0.1		RR=0.2		完整核		RR=0.1		RR=0.2	
	准确率	时间	准确率	时间	准确率	时间	准确率	时间	准确率	时间	准确率	时间
AWA 19	0.85±0.06	2.00	0.83±0.04	0.22	0.84±0.04	0.41	0.89±0.04	0.69	0.82±0.02	0.12	0.84±0.03	0.20
AWA 20	0.87±0.03	1.86	0.82±0.03	0.22	0.83±0.04	0.40	0.86±0.04	0.73	0.84±0.03	0.12	0.86±0.04	0.20
AWA 21	0.71±0.07	2.08	0.66±0.06	0.20	0.70±0.07	0.40	0.74±0.05	0.73	0.70±0.09	0.12	0.71±0.08	0.20
AWA 22	0.81±0.06	2.01	0.78±0.06	0.21	0.80±0.07	0.41	0.82±0.03	0.70	0.81±0.04	0.12	0.80±0.08	0.20
AWA 23	0.80±0.03	1.93	0.80±0.02	0.21	0.80±0.05	0.40	0.81±0.03	0.69	0.77±0.04	0.12	0.79±0.02	0.19
AWA 24	0.75±0.05	1.92	0.69±0.04	0.20	0.69±0.05	0.38	0.78±0.04	0.69	0.73±0.06	0.12	0.74±0.08	0.19
AWA 25	0.94±0.05	1.77	0.93±0.05	0.23	0.94±0.04	0.38	0.97±0.02	0.77	0.97±0.02	0.13	0.97±0.02	0.21
AWA 26	0.91±0.02	1.68	0.88±0.03	0.21	0.88±0.03	0.37	0.95±0.02	0.73	0.95±0.03	0.13	0.94±0.02	0.20
AWA 27	0.91±0.06	1.68	0.89±0.03	0.22	0.90±0.06	0.38	0.97±0.02	0.74	0.97±0.02	0.13	0.97±0.02	0.21
AWA 28	0.94±0.04	1.70	0.93±0.05	0.22	0.93±0.05	0.38	0.98±0.01	0.76	0.97±0.01	0.13	0.98±0.01	0.21
AWA 29	0.89±0.05	1.68	0.86±0.05	0.22	0.89±0.02	0.38	0.94±0.02	0.76	0.92±0.01	0.13	0.93±0.01	0.21
AWA 30	0.82±0.03	1.74	0.79±0.04	0.20	0.80±0.06	0.38	0.86±0.03	0.75	0.85±0.05	0.13	0.87±0.05	0.20
AWA 31	0.90±0.05	1.92	0.87±0.03	0.23	0.88±0.01	0.42	0.89±0.06	0.70	0.86±0.02	0.12	0.88±0.03	0.20
AWA 32	0.84±0.03	2.19	0.78±0.03	0.24	0.80±0.02	0.44	0.83±0.03	0.68	0.79±0.02	0.12	0.81±0.03	0.20
AWA 33	0.75±0.07	2.08	0.68±0.06	0.21	0.75±0.05	0.40	0.79±0.03	0.68	0.72±0.08	0.12	0.72±0.06	0.19
AWA 34	0.81±0.03	2.05	0.80±0.01	0.23	0.82±0.02	0.43	0.82±0.04	0.70	0.81±0.06	0.12	0.82±0.05	0.20
AWA 35	0.85±0.05	2.03	0.83±0.05	0.22	0.85±0.05	0.42	0.86±0.03	0.71	0.84±0.04	0.12	0.85±0.06	0.20
AWA 36	0.78±0.06	1.99	0.76±0.05	0.21	0.77±0.06	0.41	0.79±0.04	0.70	0.76±0.03	0.12	0.78±0.03	0.20

续表

| 数据集 | 情形 3（RBF & Linear） | | | | | | 情形 4（RBF & RBF） | | | | | |
| | UniformMKL 完整核 | | RMKL RR=0.1 | | RMKL RR=0.2 | | UniformMKL 完整核 | | RMKL RR=0.1 | | RMKL RR=0.2 | |
	准确率	时间	准确率	时间	准确率	时间	准确率	时间	准确率	时间	准确率	时间
AWA 37	0.82±0.04	1.95	**0.82±0.04**	0.22	**0.84±0.05**	0.41	0.85±0.05	0.72	**0.83±0.04**	0.13	**0.84±0.06**	0.20
AWA 38	0.70±0.04	1.91	0.62±0.04	0.19	0.65±0.04	0.37	0.68±0.03	0.69	0.61±0.04	0.12	0.63±0.03	0.20
AWA 39	0.80±0.05	1.91	0.75±0.05	0.22	0.80±0.04	0.40	0.84±0.04	0.70	0.80±0.06	0.12	**0.82±0.05**	0.19
AWA 40	0.78±0.04	2.17	0.69±0.04	0.22	**0.75±0.04**	0.41	0.79±0.07	0.70	**0.76±0.08**	0.12	0.75±0.06	0.19
AWA 41	0.70±0.06	2.08	0.65±0.08	0.20	0.66±0.08	0.40	0.71±0.06	0.68	0.68±0.04	0.13	**0.68±0.06**	0.19
AWA 42	0.76±0.05	2.11	**0.77±0.04**	0.21	**0.76±0.05**	0.41	0.81±0.04	0.70	**0.80±0.04**	0.12	**0.82±0.05**	0.20
AWA 43	0.78±0.05	2.04	**0.76±0.06**	0.21	0.77±0.07	0.41	0.78±0.07	0.71	0.76±0.05	0.12	**0.76±0.06**	0.20
AWA 44	0.84±0.07	2.04	**0.82±0.05**	0.22	0.83±0.06	0.40	0.85±0.02	0.71	**0.82±0.03**	0.13	**0.83±0.03**	0.20
AWA 45	0.79±0.05	1.94	**0.77±0.04**	0.21	**0.76±0.07**	0.39	0.80±0.03	0.70	**0.79±0.05**	0.12	**0.80±0.03**	0.19

附表 A.3-10   完整核与近似核的谱分析

数据集	视角 1		视角 2	
	Max-diff	Rel-diff	Max-diff	Rel-diff
AWA 1	0.9955	0.2333	1.3980	0.2991
AWA 2	1.1684	0.2295	1.4682	0.2616
AWA 3	0.9748	0.2141	1.7533	0.2496
AWA 4	1.0178	0.2256	1.2369	0.2838
AWA 5	1.0912	0.2198	1.3158	0.2631
AWA 6	1.0159	0.2307	1.3901	0.2907
AWA 7	0.9259	0.2248	1.2129	0.2703
AWA 8	1.0848	0.2106	1.3692	0.2765
AWA 9	0.9918	0.2141	1.4571	0.2565
AWA 10	0.9174	0.2213	1.0807	0.2670
AWA 11	0.8306	0.2105	1.4459	0.2537
AWA 12	0.9170	0.2242	1.0548	0.2893
AWA 13	0.9296	0.2140	1.1461	0.2733
AWA 14	0.8300	0.2256	1.1882	0.2951
AWA 15	0.8350	0.2214	1.0825	0.2721
AWA 16	0.9040	0.2034	1.1879	0.2855
AWA 17	0.9704	0.2101	1.2027	0.2613
AWA 18	0.8202	0.1992	1.0129	0.2261
AWA 19	0.8712	0.2125	1.0193	0.2665
AWA 20	0.7819	0.2096	0.8516	0.2358
AWA 21	0.8057	0.2191	1.2179	0.2707
AWA 22	0.8311	0.2164	0.7831	0.2340
AWA 23	0.9775	0.2022	0.9922	0.2514
AWA 24	0.8169	0.2056	0.9086	0.2316
AWA 25	0.7523	0.2027	1.0682	0.2592
AWA 26	0.8099	0.1875	0.9288	0.2322
AWA 27	0.7302	0.2072	1.2350	0.2628
AWA 28	0.7868	0.1998	0.8332	0.2179
AWA 29	0.7700	0.1849	1.3199	0.2437

续表

| | 视角 1 | | 视角 2 | |
数据集	Max-diff	Rel-diff	Max-diff	Rel-diff
AWA 30	0.7127	0.1794	0.9000	0.2295
AWA 31	0.8423	0.2115	1.4399	0.2772
AWA 32	0.8625	0.2202	1.6024	0.3122
AWA 33	0.9434	0.2166	1.1224	0.2614
AWA 34	0.8138	0.2012	1.5642	0.2910
AWA 35	0.8513	0.2091	1.5742	0.2777
AWA 36	0.8917	0.2158	1.3078	0.2885
AWA 37	0.8464	0.2142	0.8536	0.2432
AWA 38	0.9676	0.2005	1.2682	0.2692
AWA 39	0.9192	0.1978	1.0906	0.2518
AWA 40	0.7286	0.2187	0.9686	0.2556
AWA 41	0.8972	0.2081	1.1587	0.2823
AWA 42	0.8636	0.2076	1.0775	0.2640
AWA 43	0.8908	0.2037	1.0455	0.2565
AWA 44	0.9444	0.2003	1.1120	0.2362
AWA 45	0.8098	0.1998	1.0397	0.2488

附录 B

B.1　第 5 章附表

附表 B.1-1　真实数据集上的 Gmeans（%）

序号	SVM	RUS	ROS	SMOTE	DEC	CSMS	RCSMS
1	**100.00±0.00**	**100.00±0.00**	**100.00±0.00**	**100.00±0.00**	**100.00±0.00**	**100.00±0.00**	**100.00±0.00**
2	72.15±0.10	75.56±0.05	73.70±0.04	73.24±0.06	72.84±0.11	**76.21±0.07**	74.61±0.08
3	74.25±0.01	81.64±0.01	81.72±0.01	81.66±0.01	**81.85±0.01**	81.70±0.00	81.54±0.01
4	83.01±0.07	89.74±0.04	88.90±0.02	88.13±0.02	88.44±0.02	**90.51±0.03**	90.11±0.03
5	77.48±0.11	89.36±0.06	90.68±0.05	90.68±0.05	91.00±0.05	**91.06±0.05**	90.30±0.04
6	82.30±0.03	91.08±0.01	90.05±0.03	89.93±0.02	90.00±0.03	**91.37±0.03**	90.49±0.02
7	75.93±0.04	88.46±0.03	88.21±0.03	88.55±0.04	88.38±0.03	**89.07±0.05**	88.39±0.05
8	80.95±0.14	86.87±0.09	86.12±0.08	86.71±0.07	86.32±0.08	89.79±0.07	**92.44±0.07**
9	85.86±0.10	90.69±0.01	89.12±0.08	89.69±0.08	88.84±0.08	**91.85±0.05**	**91.85±0.05**
10	48.86±0.15	80.48±0.02	80.05±0.02	79.70±0.03	80.39±0.03	80.67±0.02	**81.41±0.02**
11	86.10±0.12	88.20±0.07	88.98±0.08	90.26±0.09	89.51±0.09	91.49±0.07	**91.76±0.08**
12	73.16±0.10	86.37±0.09	86.93±0.09	83.41±0.07	87.00±0.08	**89.32±0.06**	**89.32±0.06**
13	85.83±0.13	**90.21±0.09**	88.66±0.09	89.67±0.09	88.90±0.08	89.32±0.07	89.32±0.07
14	82.93±0.42	88.57±0.06	90.33±0.11	90.13±0.19	90.13±0.12	93.76±0.07	**93.79±0.08**
15	82.48±0.41	88.59±0.12	89.13±0.20	89.68±0.20	89.33±0.13	91.58±0.09	**91.94±0.08**
16	91.03±0.13	95.41±0.04	95.29±0.02	95.95±0.02	95.44±0.02	**96.61±0.02**	94.94±0.05
17	99.93±0.00	99.92±0.00	99.91±0.00	99.92±0.00	99.91±0.00	99.96±0.00	**99.97±0.00**
18	0.00±0.00	87.58±0.05	88.49±0.05	87.93±0.06	87.15±0.06	**88.50±0.04**	77.39±0.14

序号	SVM	RUS	ROS	SMOTE	DEC	CSMS	RCSMS
平均值	76.79	88.82	88.68	88.62	88.63	90.15	89.42
排序	6.61	3.94	4.47	4.00	4.31	1.81	2.86

附表 B.1-2　真实数据集上的 F 值（%）

序号	SVM	RUS	ROS	SMOTE	DEC	CSMS	RCSMS
1	**100.00±0.00**	**100.00±0.00**	**100.00±0.00**	**100.00±0.00**	**100.00±0.00**	**100.00±0.00**	**100.00±0.00**
2	64.36±0.14	**67.94±0.05**	67.40±0.05	65.96±0.07	67.63±0.09	67.89±0.07	67.91±0.09
3	65.25±0.01	66.95±0.01	67.72±0.01	67.41±0.01	67.45±0.01	**68.45±0.01**	68.30±0.01
4	75.61±0.08	77.57±0.07	75.88±0.03	75.61±0.02	75.53±0.03	**77.85±0.04**	77.02±0.04
5	67.40±0.08	72.05±0.14	74.41±0.12	74.41±0.12	73.36±0.11	74.51±0.10	**74.55±0.10**
6	73.97±0.06	66.87±0.03	66.47±0.04	67.99±0.03	66.44±0.03	**74.82±0.04**	74.71±0.06
7	63.31±0.08	58.01±0.10	62.15±0.11	63.37±0.11	62.67±0.11	69.00±0.12	**69.90±0.11**
8	**85.40±0.12**	68.58±0.10	71.69±0.08	74.69±0.13	72.91±0.11	80.95±0.14	83.81±0.17
9	**82.62±0.13**	71.32±0.19	73.33±0.18	76.00±0.18	72.34±0.18	76.66±0.08	81.03±0.10
10	36.51±0.16	55.26±0.01	53.37±0.02	52.78±0.02	53.57±0.02	**63.35±0.07**	62.57±0.06
11	**84.76±0.12**	68.01±0.19	71.79±0.19	78.11±0.16	75.34±0.21	81.48±0.12	83.62±0.12
12	71.00±0.41	58.26±0.28	68.31±0.18	66.42±0.16	63.74±0.17	76.66±0.08	**76.69±0.05**
13	82.54±0.09	68.66±0.18	71.37±0.18	75.89±0.13	73.04±0.18	77.14±0.15	**83.62±0.12**
14	80.95±0.14	64.00±0.08	77.02±0.18	75.35±0.19	75.35±0.19	85.48±0.06	**88.25±0.14**
15	75.48±0.19	62.34±0.16	65.91±0.16	69.68±0.16	67.25±0.18	74.92±0.11	**78.73±0.11**
16	85.40±0.12	62.78±0.16	73.30±0.11	77.88±0.17	71.76±0.06	**87.14±0.13**	**87.14±0.13**
17	99.88±0.00	99.63±0.00	99.75±0.00	99.81±0.00	99.75±0.00	99.82±0.00	**99.88±0.00**
18	0.00±0.00	27.13±0.07	29.08±0.08	31.68±0.07	28.66±0.09	**40.81±0.05**	7.75±0.01
平均值	71.91	67.52	70.50	71.84	70.38	76.50	75.86
排序	3.89	5.67	4.83	4.28	5.17	2.19	1.97

附录 C

C.1 定理 6.1 证明

引入 Heavisid 函数 $H(\cdot)$，定义为

$$H(x) = \begin{cases} \rho, & x > 0; \\ 0, & \text{其他}, \end{cases} \tag{附 C-1}$$

其中 $\rho \in (0, +\infty)$。于是有

$$P_{\mathcal{D}}(yf(x) \leqslant 0) = \mathbb{E}_{\mathcal{D}}\left[\frac{H(-yf(x))}{\rho}\right]. \tag{附 C-2}$$

定义函数类 $\mathcal{F} = \{f \mid f : x \to w'x, \|w\| \leqslant E\}$ 和 $\tilde{\mathcal{F}} = \{\tilde{f} \mid \tilde{f} : (x, y) \to \mathcal{L}(-yf(x)), f(x) \in \mathcal{F}\}$。其中，损失函数 $\mathcal{L}$ 为

$$\mathcal{L}(x) = \begin{cases} \rho, & x > 0; \\ \rho + x, & -\rho \leqslant x \leqslant 0; \\ 0, & \text{其他}. \end{cases} \tag{附 C-3}$$

由于在 $\mathcal{D}$ 上，$\dfrac{H(\cdot)}{\rho} - 1 \subseteq \dfrac{\mathcal{L}(\cdot)}{\rho} - 1$，则根据（Shawe-Taylor 等，2004；Sun，2011；Tang 等，2017，2021a）中的引理 1 有

$$\begin{aligned} \mathbb{E}_{\mathcal{D}}\left[\frac{H(-yf(x))}{\rho} - 1\right] &\leqslant \mathbb{E}_{\mathcal{D}}\left[\frac{\mathcal{L}(-yf(x))}{\rho} - 1\right] \\ &\leqslant \hat{\mathbb{B}}\left[\frac{\mathcal{L}(-yf(x))}{\rho} - 1\right] + \hat{R}_m\left(\left(\frac{\mathcal{L}}{\rho} - 1\right) \circ \tilde{\mathcal{F}}\right) + 3\sqrt{\frac{\ln(2/\delta)}{2m}}, \end{aligned} \tag{附 C-4}$$

其中 $\hat{R}(\cdot)$ 表示经验 Rademacher 复杂度，$\hat{\mathbb{B}}(\cdot)$ 表示平均经验误差。因此有

150

$$\mathbb{E}_{\mathcal{D}}\left[\frac{H(-yf(x))}{\rho}\right] \leqslant \mathbb{E}_{\mathcal{D}}\left[\frac{\mathcal{L}(-yf(x))}{\rho}\right]$$

$$\leqslant \hat{\mathbb{E}}\left[\frac{\mathcal{L}(-yf(x))}{\rho}\right] + \hat{R}_m\left((\frac{\mathcal{L}}{\rho}-1)\circ\tilde{\mathcal{F}}\right) + 3\sqrt{\frac{\ln(2/\delta)}{2m}}$$

$$\leqslant \frac{1}{\rho m}\sum_{i=1}^{m}[\rho - y_i f(x_i)]_+ + \hat{R}_m\left((\frac{\mathcal{L}}{\rho}-1)\circ\tilde{\mathcal{F}}\right) + 3\sqrt{\frac{\ln(2/\delta)}{2m}} \quad (\text{附 C-5})$$

$$\leqslant \frac{1}{\rho m}\sum_{i=1}^{m}\xi_i + \hat{R}_m\left((\frac{\mathcal{L}}{\rho}-1)\circ\tilde{\mathcal{F}}\right) + 3\sqrt{\frac{\ln(2/\delta)}{2m}},$$

其中 $\xi_i = [\rho - y_i f(x_i)]_+$，$\rho \in (0, +\infty)$。

由 Bartlett 等（2002）中的定理 14，有

$$\hat{R}_m\left((\frac{\mathcal{L}}{\rho}-1)\circ\tilde{\mathcal{F}}\right) \leqslant 2\hat{R}_m(\tilde{\mathcal{F}}). \quad (\text{附 C-6})$$

根据 Bartlett 等（2002）中的定义 2，有

$$\hat{R}_m(\tilde{\mathcal{F}}) = \mathbb{E}_\sigma[\sup_{\tilde{f}\in\tilde{\mathcal{F}}}|\frac{2}{m}\sum_{i=1}^{m}\sigma_i\tilde{f}(x_i,y_i)|]$$

$$= \mathbb{E}_\sigma[\sup_{f\in\mathcal{F}}|\frac{2}{m}\sum_{i=1}^{m}\sigma_i y_i f(x_i)|] \quad (\text{附 C-7})$$

$$= \mathbb{E}_\sigma[\sup_{f\in\mathcal{F}}|\frac{2}{m}\sum_{i=1}^{m}\sigma_i f(x_i)|]$$

$$= \hat{R}_m(\mathcal{F}).$$

根据 Bartlett 等（2002）的引理 22，函数类 $\mathcal{F}$ 的经验 Rademacher 复杂度满足

$$\hat{R}_m(\mathcal{F}) \leqslant \frac{2E}{m}\sqrt{\sum_{i=1}^{l}K(x_i,x_i)}, \quad (\text{附 C-8})$$

这里 $K(\cdot,\cdot)$ 是核函数。

结合（附 C-5）~（附 C-8），不等式（6-6）成立。

C.2 第 6 章附表

附表 C.2-1 真实数据集上的 Gmeans（%）

序号	ν-SVM	RUS	ROS	SMOTE	DEC	ν-CSSVM
1	**98.71±0.01**	**98.71±0.01**	**98.71±0.01**	**98.71±0.01**	98.36±0.02	**98.71±0.01**
2	69.28±0.02	74.92±0.02	74.11±0.01	74.15±0.02	74.22±0.01	**75.01±0.02**
3	**100.00±0.00**	**100.00±0.00**	**100.00±0.00**	**100.00±0.00**	**100.00±0.00**	**100.00±0.00**
4	67.18±0.04	72.95±0.02	74.30±0.02	73.37±0.04	75.33±0.01	**75.85±0.02**
5	51.22±0.08	63.66±0.04	59.32±0.08	61.41±0.07	57.75±0.10	**65.40±0.08**
6	83.32±0.09	88.28±0.04	**90.98±0.03**	88.32±0.05	89.75±0.03	89.94±0.02
7	80.89±0.11	90.35±0.02	90.50±0.04	90.84±0.04	90.67±0.04	**91.59±0.03**
8	80.09±0.03	90.18±0.03	90.11±0.03	89.87±0.03	89.83±0.04	**90.19±0.02**
9	70.02±0.12	87.79±0.01	88.15±0.07	86.62±0.03	86.54±0.07	**89.31±0.03**
10	79.06±0.03	91.12±0.01	91.58±0.01	91.70±0.01	91.41±0.01	**91.74±0.00**
11	72.52±0.08	86.83±0.12	86.46±0.09	86.38±0.11	85.79±0.11	**88.01±0.11**
12	57.30±0.15	79.53±0.10	78.32±0.12	78.24±0.09	78.16±0.09	**79.91±0.09**
13	56.39±0.20	**75.94±0.10**	75.55±0.04	74.50±0.08	75.65±0.04	75.68±0.09
14	85.87±0.01	94.77±0.04	93.17±0.02	96.11±0.03	94.79±0.02	**96.76±0.03**
15	57.56±0.07	83.59±0.08	83.63±0.09	83.22±0.08	**84.37±0.08**	84.33±0.07
16	48.74±0.42	78.57±0.11	80.47±0.05	78.57±0.08	**82.01±0.10**	81.52±0.07
17	44.78±0.05	86.66±0.09	88.85±0.08	87.06±0.10	89.13±0.07	**90.25±0.02**
18	42.32±0.19	75.24±0.01	79.4±0.06	78.79±0.07	77.92±0.06	**79.88±0.01**
平均值	69.18	84.40	84.65	84.33	84.54	85.78
排序	5.69	3.47	3.19	3.64	3.53	1.47

附表 C.2-2 真实数据集上的 F 值（%）

序号	ν-SVM	RUS	ROS	SMOTE	DEC	ν-CSSVM
1	**98.69±0.01**	**98.69±0.01**	**98.69±0.01**	**98.69±0.01**	98.06±0.02	**98.69±0.01**
2	61.71±0.01	67.55±0.03	66.65±0.01	66.65±0.02	66.76±0.01	**67.83±0.02**
3	**100.00±0.00**	**100.00±0.00**	**100.00±0.00**	**100.00±0.00**	**100.00±0.00**	**100.00±0.00**
4	58.92±0.03	65.24±0.02	65.93±0.03	64.78±0.05	67.05±0.02	**67.60±0.03**

续表

序号	v-SVM	RUS	ROS	SMOTE	DEC	v-CSSVM
5	37.15±0.10	49.66±0.05	45.24±0.10	46.89±0.06	43.76±0.11	**51.00±0.08**
6	76.15±0.11	75.08±0.05	**79.29±0.05**	75.60±0.06	76.75±0.04	76.63±0.03
7	63.52±0.14	70.50±0.01	73.01±0.06	74.22±0.07	73.53±0.06	**76.58±0.07**
8	65.60±0.08	67.21±0.03	67.81±0.04	**68.80±0.04**	67.74±0.04	66.97±0.02
9	55.01±0.13	52.14±0.04	**62.59±0.04**	51.23±0.02	60.04±0.05	57.95±0.01
10	63.67±0.12	70.52±0.02	70.56±0.04	70.3±0.03	70.28±0.03	**78.61±0.14**
11	60.02±0.01	65.46±0.12	63.14±0.07	**67.67±0.10**	64.42±0.10	63.22±0.07
12	22.85±0.08	44.29±0.09	39.16±0.13	44.36±0.07	44.20±0.08	**46.87±0.09**
13	24.21±0.15	31.60±0.10	30.08±0.04	28.53±0.05	30.29±0.04	**37.18±0.07**
14	58.31±0.22	59.19±0.21	60.10±0.15	65.46±0.20	57.06±0.14	**70.47±0.22**
15	9.97±0.03	30.29±0.07	27.92±0.06	28.89±0.04	29.97±0.04	**36.83±0.03**
16	10.57±0.11	14.52±0.05	15.81±0.03	15.51±0.03	**17.37±0.05**	15.51±0.04
17	11.90±0.11	23.97±0.04	28.04±0.03	27.76±0.05	29.07±0.05	**57.44±0.05**
18	1.70±0.01	4.71±0.04	4.88±0.01	4.51±0.00	5.15±0.01	**9.32±0.00**
平均值	48.89	55.03	55.49	55.55	55.64	59.93
排序	5.42	3.58	3.25	3.53	3.25	1.97

附表 C.2-3　真实数据集上的 AUC（%）

序号	SVM	RUS	ROS	SMOTE	DEC	CSMS	RCSMS
1	**100.00±0.00**	**100.00±0.00**	**100.00±0.00**	**100.00±0.00**	**100.00±0.00**	**100.00±0.00**	**100.00±0.00**
2	82.08±0.08	83.19±0.09	82.17±0.09	83.21±0.09	82.45±0.10	**83.26±0.03**	83.11±0.03
3	90.15±0.00	90.05±0.01	90.11±0.01	89.99±0.01	90.12±0.01	**90.22±0.00**	90.11±0.00
4	95.17±0.02	95.11±0.02	94.94±0.03	95.40±0.02	94.77±0.02	**95.81±0.01**	95.66±0.01
5	93.74±0.03	93.64±0.02	93.96±0.03	93.68±0.03	93.68±0.03	**94.42±0.05**	94.39±0.05
6	96.84±0.01	96.83±0.01	96.84±0.01	96.84±0.01	96.82±0.01	**97.01±0.01**	96.95±0.01
7	92.82±0.05	**93.73±0.03**	92.64±0.03	93.06±0.02	92.54±0.03	93.14±0.04	93.28±0.04
8	93.61±0.08	95.00±0.03	94.44±0.04	95.00±0.04	94.44±0.04	94.44±0.05	**95.28±0.05**
9	93.56±0.09	**95.86±0.06**	95.59±0.06	96.01±0.05	95.45±0.06	95.23±0.04	95.64±0.04
10	84.92±0.02	85.02±0.02	85.20±0.01	85.26±0.01	85.05±0.01	**85.48±0.02**	85.32±0.02
11	92.62±0.08	94.82±0.05	94.82±0.05	**94.95±0.05**	94.68±0.05	93.14±0.06	93.70±0.05
12	87.85±0.11	89.79±0.10	89.58±0.11	88.89±0.13	90.20±0.11	91.61±0.10	**91.71±0.10**

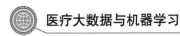

续表

序号	SVM	RUS	ROS	SMOTE	DEC	CSMS	RCSMS
13	91.76±0.09	93.38±0.07	93.65±0.05	**94.46±0.04**	93.51±0.05	93.51±0.05	94.05±0.05
14	95.23±0.06	96.59±0.04	96.14±0.04	96.71±0.04	96.25±0.04	96.93±0.04	**97.05±0.04**
15	92.98±0.07	93.94±0.05	93.46±0.06	94.62±0.05	93.56±0.06	95.39±0.04	**95.58±0.04**
16	99.60±0.01	99.05±0.01	99.44±0.01	99.60±0.01	99.60±0.01	**99.84±0.00**	99.76±0.00
17	**100.00±0.00**	**100.00±0.00**	**100.00±0.00**	**100.00±0.00**	**100.00±0.00**	**100.00±0.00**	**100.00±0.00**
18	94.33±0.04	92.57±0.05	94.06±0.03	94.04±0.03	93.91±0.03	**94.58±0.04**	94.17±0.04
平均值	93.18	93.81	93.72	93.98	93.73	94.11	94.21
排序	5.39	4.53	4.58	3.44	4.97	2.58	2.50

参考文献

柴文光，李嘉怡．2022.重加权在多类别不平衡医学图像检测中的应用 [J/OL]．计算机工程与应用：1-10. http://kns.cnki.net/kcms/detail/11.2127. TP.20210419.1403.047.html.

邓乃扬，田英杰．2009.支持向量机：理论，算法与拓展 [M].北京：科学出版社．

洪永淼，汪寿阳．2021.大数据、机器学习与统计学．挑战与机遇 [J].计量经济学报，1(1): 17-35.

黄庆康，宋恺涛，陆建峰．2019.应用于不平衡多分类问题的损失平衡函数 [J].智能系统学报，14(5): 953-958.

姜志彬，周洁，张远鹏，等．2021.基于共享隐空间的多视角 SVM [J].控制与决策，36(3): 534-542.

蒋锋，张文雅．2022.机器学习方法在经济研究中的应用 [J].统计与决策，38(4): 43-49.

金征宇．2018.前景与挑战：当医学影像遇见人工智能 [J].协和医学杂志，9(1): 2-4.

雷霞，罗雄麟．2022.深度学习可解释性研究综述 [J].计算机应用，42(11): 3588-3602.

李鹜，陈嘉佳，于晓洋，等．2022.不完备数据的鲁棒多视角图学习及其聚类应用 [J].控制与决策，37(12): 3251-3258.

李斌，邵新月，李玥阳．2019.机器学习驱动的基本面量化投资研究 [J].中国工业经济，(8): 61-79.

李艳霞，柴毅，胡友强，等．2019.不平衡数据分类方法综述 [J].控制与决策，34(4): 673-688.

刘彦雯，张金鑫，张宏杰，等 . 2021. 基于双重局部保持的不完整多视角嵌入学习方法 [J]. 计算机工程，47(6): 115-122, 141.

刘逸，孟令坤，保继刚，等 . 2021. 人工计算模型与机器学习模型的情感捕捉效度比较研究——以旅游评论数据为例 [J]. 南开管理评论，24(5): 63-74.

马晗，唐柔冰，张义，等 . 2022. 语音识别研究综述 [J]. 计算机系统应用，31(1): 1-10.

孟小峰，慈祥 . 2013. 大数据管理：概念、技术与挑战 [J]. 计算机研究与发展，50(1): 146.

邵元海，刘黎明，黄凌伟，等 . 2020. 支持向量机的关键问题和展望 [J]. 中国科学：数学，50(9): 1233-1248.

孙世丁，邹小辉，付赛际，等 . 2021. 基于深度学习的七类病毒电镜图像自动识别 [J]. 中华实验和临床病毒学杂志，35(1): 28-33.

唐静静，李佳辉，田英杰 . 2022. 基于一致互补性的多视角最小二乘支持向量机 [J]. 系统工程理论与实践，42(9): 2461-2471.

田娟秀，刘国才，谷珊珊，等 . 2018. 医学图像分析深度学习方法研究与挑战 [J]. 电脑知识与技术，44(3): 401-424.

魏勋，蒋凡 . 2018. 基于大规模不平衡数据集的糖尿病诊断研究 [J]. 计算机系统应用，27(1): 219-224.

奚雪峰，周国栋 . 2016. 面向自然语言处理的深度学习研究 [J]. 自动化学报，42(10): 1445-1465.

邢家诚，闫石，蔡莉 . 2021. 深度学习在乳腺 X 线摄影中的应用 [J]. 中华乳腺病杂志 (电子版)，15(4): 238-241.

颜锐，梁智勇，李锦涛，等 . 2022. 基于深度学习和 H&E 染色病理图像的肿瘤相关指标预测研究综述 [J]. 计算机科学，49(2): 69-82.

颜延，秦兴彬，樊建平，等 . 2014. 医疗健康大数据研究综述 [J]. 科研信息化技术与应用，5(6): 3-16.

杨旭，朱振峰，徐美香，等 . 2018. 多视角数据缺失补全 [J]. 软件学报，29(4): 945-956.

杨兆凯，王龙，陈金栋 . 2021. 人工智能与深度学习在医学影像辅助诊断中

的应用 [J]. 电脑知识与技术, 17(35): 91-92.

姚佳奇, 徐正国, 燕继坤, 等. 2021. WPLoss：面向类别不平衡数据的加权成对损失 [J]. 计算机应用研究, 38(3): 702-704, 709.

张长水. 2013. 机器学习面临的挑战 [J]. 中国科学：信息科学, 43(12): 1612-1623.

张雷, 王云光. 2018. 健康大数据挖掘方法研究综述 [J]. 软件导刊, 17(3): 1-3, 6.

张宗新, 吴钊颖. 2021. 媒体情绪传染与分析师乐观偏差——基于机器学习文本分析方法的经验证据 [J]. 管理世界, 37(1): 170-185, 11, 20-22.

赵楠, 张小芳, 张利军. 2018. 不平衡数据分类研究综述 [J]. 计算机科学, 45(6A): 22-27.

周钢, 郭福亮. 2018. 集成学习方法研究 [J]. 计算技术与自动化, 37(4): 148-153.

周志华. 2016. 机器学习 [M]. 北京：清华大学出版社.

AKSELROD-BALLIN A, CHOREV M, SHOSHAN Y, et al. 2019. Predicting breast cancer by applying deep learning to linked health records and mammograms[J]. Radiology, 292(2): 331-342.

ALCALÁ-FDEZ J, FERNÁNDEZ A, LUENGO J, et al. 2011. Keel data-mining software tool: data set repository, integration of algorithms and experimental analysis framework[J]. Journal of Multiple-Valued Logic & Soft Computing, 17: 255-287.

ANAND P, PANDEY J P, RASTOGI R, et al. 2019. A privacy-preserving twin support vector machine classifier for vertical partitioned data[M]// Computational Intelligence: Theories, Applications and Future Directions, 1: 539-552.

ANTHIMOPOULOS M, CHRISTODOULIDIS S, EBNER L, et al. 2016. Lung pattern classification for interstitial lung diseases using a deep convolutional neural network[J]. IEEE Transactions on Medical Imaging, 35(5): 1207-1216.

AOKI T, YAMADA A, AOYAMA K, et al. 2019. Automatic detection of erosions and ulcerations in wireless capsule endoscopy images based on a deep convolutional neural network[J]. Gastrointestinal Endoscopy, 89(2): 357-363.

ARDILA D, KIRALY A P, BHARADWAJ S, et al. 2019. End-to-end lung cancer screening with three-dimensional deep learning on low-dose chest computed tomography[J]. Nature Medicine, 25(6): 954-961.

ARJOVSKY M, CHINTALA S, BOTTOU L. 2017. Wasserstein generative adversarial networks[C]//International Conference on Machine Learning, 214-223.

ARSHAD M, ABDALGHANI O. 2020. On estimating the location parameter of the selected exponential population under the LINEX loss function[J]. Brazilian Journal of Probability and Statistics, 34(1): 167-182.

ASUNCION A, NEWMAN D. 2007. UCI machine learning repository[M]. Irvine, CA, USA.

BADRINARAYANAN V, KENDALL A, CIPOLLA R. 2017. Segnet: A deep convolutional encoder-decoder architecture for image segmentation[J]. IEEE Transactions on Pattern Analysis and Machine Intelligence, 39(12): 2481-2495.

BAI X, ZHU L, LIANG C, et al. 2020. Multi-view feature selection via nonnegative structured graph learning[J]. Neurocomputing, 387: 110-122.

BARTLETT P L, MENDELSON S. 2002. Rademacher and gaussian complexities: Risk bounds and structural results[J]. Journal of Machine Learning Research, 3 (11): 463-482.

BASKARAN L, MALIAKAL G, AL'AREF S J, et al. 2020. Identification and quantification of cardiovascular structures from CCTA: an end-to-end, rapid, pixel-wise, deep-learning method[J]. JACC: Cardiovascular Imaging, 13(5): 1163-1171.

BATUWITA R, PALADE V. 2010a. FSVM-CIL: Fuzzy support vector machines for class imbalance learning[J]. IEEE Transactions on Fuzzy Systems, 18(3): 558-571.

BATUWITA R, PALADE V. 2010b. Efficient resampling methods for training support vector machines with imbalanced datasets[C]//International Joint Conference on Neural Networks, 1-8.

BERTSIMAS D, LI M L. 2020. Fast exact matrix completion: A unified optimization framework for matrix completion[J]. Journal of Machine Learning Research, 21(231): 1-43.

BETANCUR J, COMMANDEUR F, MOTLAGH M, et al. 2018. Deep learning for prediction of obstructive disease from fast myocardial perfusion SPECT: a multicenter study[J]. JACC: Cardiovascular Imaging, 11(11): 1654-1663.

BOYD S, PARIKH N, CHU E. 2011. Distributed optimization and statistical learning via the alternating direction method of multipliers[J]. Foundations and Trends in Machine Learning, 3(1): 1-122.

BREIMAN L. 2001. Random forests[J]. Machine Learning, 45(1): 5-32.

BREIMAN L, FRIEDMAN J H, OLSHEN R A, et al. 1984. Classification and regression trees[J]. Biometrics, 40(3): 358-361.

BUDA M, WILDMAN-TOBRINER B, HOANG J K, et al. 2019. Management of thyroid nodules seen on US images: deep learning may match performance of radiologists[J]. Radiology, 292(3): 695-701.

BYRNE M F, CHAPADOS N, SOUDAN F, et al. 2019. Real-time differentiation of adenomatous and hyperplastic diminutive colorectal polyps during analysis of unaltered videos of standard colonoscopy using a deep learning model[J]. Gut, 68(1): 94-100.

CAMPANELLA G, HANNA M G, GENESLAW L, et al. 2019. Clinical-grade computational pathology using weakly supervised deep learning on whole slide images[J]. Nature Medicine, 25(8): 1301-1309.

CANDÈS E J, RECHT B. 2009. Exact matrix completion via convex optimization[J]. Foundations of Computational Mathematics, 9(6): 717-772.

CANDÈS E J, TAO T. 2010. The power of convex relaxation: Near-optimal matrix completion[J]. IEEE Transactions on Information Theory, 56(5): 2053-2080.

CAO B, LIU Y, HOU C, et al. 2020. Expediting the accuracy-improving process of svms for class imbalance learning[J]. IEEE Transactions on Knowledge and Data Engineering, 33(11): 3550-3567.

CHANG C C, LIN C J. 2011. LIBSVM: a library for support vector machines[J]. ACM Transactions on Intelligent Systems and Technology, 2(3): 1-27.

CHANG C C, PAO H K, LEE Y J. 2012. An RSVM based two-teachers-one-student semi-supervised learning algorithm[J]. Neural Networks, 25: 57-69.

CHANG K, BAI H X, ZHOU H, et al 2018. Residual convolutional neural network for the determination of IDH status in low-and high-grade gliomas from MR imaging[J]. Clinical Cancer Research, 24(5): 1073-1081.

CHANG K, BEERS A L, BAI H X, et al. 2019. Automatic assessment of glioma burden: a deep learning algorithm for fully automated volumetric and bidimensional measurement[J]. Neuro-oncology, 21(11): 1412-1422.

CHAWLA N V, BOWYER K W, HALL L O, et al. 2002. SMOTE: synthetic minority over-sampling technique[J]. Journal of Artificial Intelligence Research, 16: 321-357.

CHAWLA N V, LAZAREVIC A, HALL L O, et al. 2003. SMOTEBoost: Improving prediction of the minority class in boosting[C]//European Conference on Principles of Data Mining and Knowledge Discovery, 107-119.

CHEN C, DOU Q, CHEN H, et al. 2020. Unsupervised bidirectional cross-modality adaptation via deeply synergistic image and feature alignment for medical image segmentation[J]. IEEE Transactionson Medical Imaging, 39(7): 2494-2505.

CHEN H H, LEE Y J. 2019. Distributed consensus reduced support vector machine[C]//Proceedings of the IEEE International Conference on Big Data, 5718-5727.

CHEN P J, LIN M C, LAI M J, et al. 2018. Accurate classification of diminutive colorectal polyps using computer-aided analysis[J]. Gastroenterology, 154(3): 568-575.

CHOI H, LEE D S. 2018a. Generation of structural MR images from amyloid PET: application to MR-less quantification[J]. Journal of Nuclear Medicine,

59(7): 1111-1117.

CHOI K J, JANG J K, LEE S S, et al. 2018b. Development and validation of a deep learning system for staging liver fibrosis by using contrast agent-enhanced CT images in the liver[J]. Radiology, 289(3): 688-697.

CHRISKOS P, FRANTZIDIS C A, GKIVOGKLI P T, et al. 2019. Automatic sleep staging employing convolutional neural networks and cortical connectivity images[J]. IEEE Transactions on Neural Networks and Learning Systems, 31(1): 113-123.

ÇIÇEK Ö, ABDULKADIR A, LIENKAMP S S, et al. 2016. 3D U-Net. learning dense volumetric segmentation from sparse annotation[C]//International Conference on Medical Image Computing and Computer-Assisted Intervention, 424-432.

CORTES C, VAPNIK V. 1995. Support-vector networks[J]. Machine Learning, 20(3): 273-297.

COUDRAY N, OCAMPO P S, SAKELLAROPOULOS T, et al. 2018. Classification and mutation prediction from non-small cell lung cancer histopathology images using deep learning[J]. Nature Medicine, 24(10): 1559-1567.

CUI J, GONG K, GUO N, et al. 2019a. PET image denoising using unsupervised deep learning[J]. European Journal of Nuclear Medicine and Molecular Imaging, 46(13): 2780-2789.

CUI Y, JIA M, LIN T Y, et al. 2019b. Class-balanced loss based on effective number of samples[C]//Proceedings of the IEEE/CVF Conference on Computer Vision and Pattern Recognition, 9268-9277.

DENG N, TIAN Y, ZHANG C. 2012. Support vector machines: optimization based theory, algorithms, and extensions[M]. Boca Raton: CRC press.

DING Z, SHI H, ZHANG H, et al. 2019. Gastroenterologist-level identification of small-bowel diseases and normal variants by capsule endoscopy using a deep-learning model[J]. Gastroenterology, 157(4): 1044-1054.

DINUZZO F, SCHÖLKOPF B. 2012. The representer theorem for Hilbert spaces:

a necessary and sufficient condition[C]//Advances in Neural Information Processing Systems, 189-196.

DONG S, LUO G, TAM C, et al. 2020. Deep atlas network for efficient 3D left ventricle segmentation on echocardiography[J]. Medical Image Analysis, 61: 101638.

DU J, ZHOU Y, LIU P, et al. 2021. Parameter-free loss for class-imbalanced deep learning in image classification[J]. IEEE Transactions on Neural Networks and Learning Systems, 34(6): 3234-3240.

DUBOST F, DE BRUIJNE M, NARDIN M, et al. 2020. Multi-atlas image registration of clinical data with automated quality assessment using ventricle segmentation[J]. Medical Image Analysis, 101698.

ESLAMI M, TABARESTANI S, ALBARQOUNI S, et al. 2020. Image-to-images translation for multi-task organ segmentation and bone suppression in chest x-ray radiography[J]. IEEE Transactions on Medical Imaging, 39(7): 2553-2565.

FALK T, MAI D, BENSCH R, et al. 2019. U-Net: deep learning for cell counting, detection, and morphometry[J]. Nature Methods, 16(1): 67-70.

FARQUHAR J, HARDOON D, MENG H, et al. 2006. Two view learning. SVM-2k, theory and practice[C]//Advances in Neural Information Processing Systems, 355-362.

FAUST O, HAGIWARA Y, HONG T J, et al. 2018. Deep learning for healthcare applications based on physiological signals: A review[J]. Computer Methods and Programs in Biomedicine, 161: 1-13.

FREUND Y, SCHAPIRE R E. 1997. A decision-theoretic generalization of on-line learning and an application to boosting[J]. Journal of Computer and System Sciences, 55(1): 119-139.

GARGEYA R, LENG T. 2017. Automated identification of diabetic retinopathy using deep learning[J]. Ophthalmology, 124(7): 962-969.

GHESU F C, GEORGESCU B, ZHENG Y, et al. 2017. Multi-scale deep reinforcement learning for real-time 3D-landmark detection in CT scans[J].

IEEE Transactions on Pattern Analysis and Machine Intelligence, 41(1): 176-189.

GIRSHICK R, DONAHUE J, DARRELL T, et al. 2014. Rich feature hierarchies for accurate object detection and semantic segmentation[C]//Proceedings of the IEEE Conference on Computer Vision and Pattern Recognition, 580-587.

GIRSHICK R. 2015. Fast r-cnn[C]//Proceedings of the IEEE international Conference on Computer Vision, 1440-1448.

GÖNEN M, ALPAYDIN E. 2011. Multiple kernel learning algorithms[J]. Journal of Machine Learning Research, 12: 2211-2268.

GOODFELLOW I, POUGET-ABADIE J, MIRZA M, et al. 2014. Generative adversarial nets[C]//Advances in Neural Information Processing Systems, 2672-2680.

GRASSMANN F, MENGELKAMP J, BRANDL C, et al. 2018. A deep learning algorithm for prediction of age-related eye disease study severity scale for age-related macular degeneration from color fundus photography[J]. Ophthalmology, 125(9): 1410-1420.

GUAN Q, HUANG Y, ZHONG Z, et al. 2020a. Thorax disease classification with attention guided convolutional neural network[J]. Pattern Recognition Letters, 131: 38-45.

GUAN Q, HUANG Y. 2020b. Multi-label chest X-ray image classification via category-wise residual attention learning[J]. Pattern Recognition Letters, 130: 259-266.

HAENSSLE H A, FINK C, SCHNEIDERBAUER R, et al. 2018. Man against machine: diagnostic performance of a deep learning convolutional neural network for dermoscopic melanoma recognition in comparison to 58 dermatologists[J]. Annals of Oncology, 29(8): 1836-1842.

HAN M. 2019. E-Bayesian estimation of the exponentiated distribution family parameter under LINEX loss function[J]. Communications in Statistics-Theory and Methods, 48(3): 648-659.

HANNUN A Y, RAJPURKAR P, HAGHPANAHI M, et al. 2019. Cardiologistlevel arrhythmia detection and classification in ambulatory electrocar-diograms using a deep neural network[J]. Nature Medicine, 25(1): 65.

HAVAEI M, DAVY A, WARDE-FARLEY D, et al. 2017. Brain tumor segmentation with deep neural networks[J]. Medical Image Analysis, 35: 18-31.

HE K, ZHANG X, REN S, et al. 2016. Deep residual learning for image recognition[C]//Proceedings of the IEEE Conference on Computer Vision and Pattern Recognition, 770-778.

HE Y, TIAN Y, LIU D. 2019. Multi-view transfer learning with privileged learning framework[J]. Neurocomputing, 335: 131-142.

HEKLER A, UTIKAL J S, ENK A H, et al. 2019. Superior skin cancer classification by the combination of human and artificial intelligence[J]. European Journal of Cancer, 120: 114-121.

HOCHREITER S, SCHMIDHUBER J. 1997. Long short-term memory[J]. Neural Computation, 9(8): 1735-1780.

HOOVER A, KOUZNETSOVA V, GOLDBAUM M. 2000. Locating blood vessels in retinal images by piecewise threshold probing of a matched filter response[J]. IEEE Transactions on Medical Imaging, 19(3): 203-210.

HORIE Y, YOSHIO T, AOYAMA K, et al. 2019. Diagnostic outcomes of esophageal cancer by artificial intelligence using convolutional neural networks[J]. Gastrointestinal Endoscopy, 89(1): 25-32.

HOUTHUYS L, LANGONE R, SUYKENS J A K. 2018. Multi-view least squares support vector machines classification[J]. Neurocomputing, 282: 78-88.

HOWARD A G, ZHU M, CHEN B, et al. 2017. Mobilenets: Efficient convolutional neural networks for mobile vision applications[J]. arXiv preprint arXiv:1704.04861.

HU Y, WEN G, LIAO H, et al. 2019. Automatic construction of chinese herbal prescriptions from tongue images using cnns and auxiliary latent therapy topics[J]. IEEE Transactions on Cybernetics, 51(2): 708-721.

HU Y, ZHANG D, YE J, et al. 2012. Fast and accurate matrix completion via truncated nuclear norm regularization[J]. IEEE Transactions on Pattern Analysis and Machine Intelligence, 35(9): 2117-2130.

HWANG D K, HSU C C, CHANG K J, et al. 2019a. Artificial intelligence-based decision-making for age-related macular degeneration[J]. Theranostics, 9(1): 232.

HWANG D, KIM K Y, KANG S K, et al. 2018. Improving the accuracy of simultaneously reconstructed activity and attenuation maps using deep learning[J]. Journal of Nuclear Medicine, 59(10): 1624-1629.

HWANG E J, PARK S, JIN K N, et al. 2019b. Development and validation of a deep learning-based automatic detection algorithm for active pulmonary tuberculosis on chest radiographs[J]. Clinical Infectious Diseases, 69(5): 739-747.

IANDOLA F N, HAN S, MOSKEWICZ M W, et al. 2016. SqueezeNet: AlexNet-level accuracy with 50x fewer parameters and 0.5 MB model size[J]. arXiv preprint arXiv:1602. 07360.

IRANMEHR A, MASNADI-SHIRAZI H, VASCONCELOS N. 2019. Cost-sensitive support vector machines[J]. Neurocomputing, 343: 50-64.

IRVIN J, RAJPURKAR P, KO M, et al. 2019. Chexpert: A large chest radiograph dataset with uncertainty labels and expert comparison[C]//Proceedings of the AAAI Conference on Artificial Intelligence, 33: 590-597.

JAHEEN Z. 2004. Empirical Bayes analysis of record statistics based on LINEX and quadratic loss functions[J]. Computers & Mathematics with Applications, 47(6-7): 947-954.

JAIN P, NETRAPALLI P. 2015. Fast exact matrix completion with finite samples[C]//Conference on Learning Theory, 1007-1034.

JAMES W, STEIN C. 1961. Estimation with quadratic loss[C]//Proceedings of the Berkeley Symposium on Mathematical Statistics and Probability, 1: 361-379.

JIN C, KAKADE S M, NETRAPALLI P. 2016. Provable efficient online matrix completion via non-convex stochastic gradient descent[J]. Advances in Neural Information Processing Systems, 4527-4535.

JIN Q, MENG Z, PHAM T D, et al. 2019. DUNet: A deformable network for retinal vessel segmentation[J]. Knowledge-Based Systems, 178: 149-162.

KAIROUZ P, MCMAHAN H B, AVENT B, et al. 2021. Advances and open problems in federated learning[J]. Foundations and Trends in Machine Learning, 14(1-2): 1-210.

KAMNITSAS K, LEDIG C, NEWCOMBE V F, et al. 2017. Efficient multi-scale 3D CNN with fully connected CRF for accurate brain lesion segmentation[J]. Medical Image Analysis, 36: 61-78.

KANG P, CHO S. 2006. EUS SVMs: Ensemble of under-sampled SVMs for data imbalance problems[C]//International Conference on Neural Information Processing, 837-846.

KERMANY D S, GOLDBAUM M, CAI W, et al. 2018. Identifying medical diagnoses and treatable diseases by image-based deep learning[J]. Cell, 172(5): 1122-1131.

KHAN U, SCHMIDT-THIEME L, NANOPOULOS A. 2017. Collaborative SVM classification in scale-free peer-to-peer networks[J]. Expert Systems with Applications, 69: 74-86.

KIM K H, SOHN S Y. 2020. Hybrid neural network with cost-sensitive support vector machine for class-imbalanced multimodal data[J]. Neural Networks, 130: 176-184.

KINGMA D P, BA J. 2014. Adam: A method for stochastic optimization[J]. arXiv preprint arXiv: 1412.6980.

KRIZHEVSKY A, SUTSKEVER I, HINTON G E. 2012. Imagenet classification with deep convolutional neural networks[C]//Advances in Neural Information Processing Systems, 1097-1105.

KUSUMOTO D, LACHMANN M, KUNIHIRO T, et al. 2018. Automated deep learning-based system to identify endothelial cells derived from induced pluripotent stem cells[J]. Stem Cell Reports, 10(6): 1687-1695.

LAKHANI P, SUNDARAM B. 2017. Deep learning at chest radiography: automated classification of pulmonary tuberculosis by using convolutional neural networks[J]. Radiology, 284(2): 574-582.

LARSON D B, CHEN M C, LUNGREN M P, et al. 2018. Performance of a deep-learning neural network model in assessing skeletal maturity on pediatric hand radiographs[J]. Radiology, 287(1): 313-322.

LECUN Y, BOTTOU L, BENGIO Y, et al. 1998. Gradient-based learning applied to document recognition[J]. Proceedings of the IEEE, 86(11): 2278-2324.

LEE C S, BAUGHMAN D M, LEE A Y. 2017. Deep learning is effective for classifying normal versus age-related macular degeneration oct images[J]. Ophthalmology Retina, 1(4): 322-327.

LEE Y J, HUANG S Y. 2007. Reduced support vector machines: A statistical theory[J]. IEEE Transactions on Neural Networks, 18(1): 1-13.

LEE Y J, MANGASARIAN O L. 2001. RSVM: Reduced support vector machines[C]//Proceedings of the SIAM International Conference on Data Mining, 1-17.

LEHMAN C D, YALA A, SCHUSTER T, et al. 2019. Mammographic breast density assessment using deep learning: clinical implementation[J]. Radiology, 290(1): 52-58.

LI K, WANG B, TIAN Y, et al. 2023. Fast and accurate road crack detection based on adaptive cost-sensitive loss function[J]. IEEE Transactions on Cybernetics, 53(2): 1051-1062.

LI Z, HE Y, KEEL S, et al. 2018a. Efficacy of a deep learning system for detecting glaucomatous optic neuropathy based on color fundus photographs[J]. Ophthalmology, 125(8): 1199-1206.

LI Z, WANG C, HAN M, et al. 2018b. Thoracic disease identification and localization with limited supervision[C]//Proceedings of the IEEE Conference on Computer Vision and Pattern Recognition, 8290-8299.

LIANG X, JIANG A, LI T, et al. 2020. LR-SMOTE—an improved unbalanced data set oversampling based on K-means and SVM[J]. Knowledge-Based Systems, 196: 105845.

LIN T Y, GOYAL P, GIRSHICK R, et al. 2017. Focal loss for dense object detection[C]//Proceedings of the IEEE International Conference on Computer Vision, 2980-2988.

LIU F, JANG H, KIJOWSKI R, et al. 2018a. Deep learning MR imaging-based attenuation correction for PET/MR imaging[J]. Radiology, 286(2): 676-684.

LIU F, ZHOU Z, SAMSONOV A, et al. 2018b. Deep learning approach for evaluating knee MR images: achieving high diagnostic performance for cartilage lesion detection[J]. Radiology, 289(1): 160-169.

LIU N, QI E S, XU M, et al. 2019. A novel intelligent classification model for breast cancer diagnosis[J]. Information Processing & Management, 56(3): 609-623.

LIU W, ANGUELOV D, ERHAN D, et al. 2016. SSD: Single shot multibox detector[C]//European Conference on Computer Vision, 21-37.

LIU X, WU J, ZHOU Z. 2008. Exploratory undersampling for class-imbalance learning[J]. IEEE Transactions on Systems, Man, and Cybernetics, Part B (Cybernetics), 39(2): 539-550.

LONG J, SHELHAMER E, DARRELL T. 2015. Fully convolutional networks for semantic segmentation[C]//Proceedings of the IEEE Conference on Computer Vision and Pattern Recognition, 3431-3440.

LUO G, DONG S, WANG W, et al. 2020. Commensal correlation network between segmentation and direct area estimation for bi-ventricle quantification[J]. Medical Image Analysis, 59: 101591.

MA Y, ZHANG Q, LI D, et al. 2019. LINEX support vector machine for large-scale classification[J]. IEEE Access, 7: 70319-70331.

MA Y, ZHAO K, WANG Q, et al. 2020. Incremental cost-sensitive support vector machine with linear-exponential loss[J]. IEEE Access, 8: 149899-149914.

MANGASARIAN O. 1998. Generalized support vector machines[R].

MANGASARIAN O L, WILD E W, FUNG G M. 2008. Privacy-preserving classification of vertically partitioned data via random kernels[J]. ACM Transactions on Knowledge Discovery from Data, 2(3): 1-16.

MANGASARIAN O L, WILD E W. 2010. Privacy-preserving random kernel classification of checkerboard partitioned data[C]//Proceedings of the Data Mining, 375-387.

MASNADI-SHIRAZI H, VASCONCELOS N. 2010. Risk minimization, probability elicitation, and cost-sensitive svms[C]//Proceedings of the International Conference on Machine Learning, 759-766.

MATHEW J, LUO M, PANG C K, et al. 2015. Kernel-based SMOTE for SVM classification of imbalanced datasets[C]//Annual Conference of the IEEE Industrial Electronics Society, 001127-001132.

MATHEW J, PANG C K, LUO M, et al. 2017. Classification of imbalanced data by oversampling in kernel space of support vector machines[J]. IEEE Transactions on Neural Networks and Learning Systems, 29(9): 4065-4076.

MCMAHAN H B, MOORE E, RAMAGE D, et al. 2017. Communication-efficient learning of deep networks from decentralized data[J]. Artificial Intelligence and Statistics, 1273-1282.

MEENA K, GANGOPADHYAY A K. 2020. Estimating parameter of the selected uniform population under the generalized stein loss function[J]. Applications & Applied Mathematics, 15(2): 10.

MEENA K, GANGOPADHYAY A K, ABDALGHANI O. 2021. On estimating scale parameter of the selected pareto population under the generalized stein loss function[J]. American Journal of Mathematical and Management Sciences, 1-25.

MILLETARI F, NAVAB N, AHMADI S A. 2016. V-net: Fully convolutional neural networks for volumetric medical image segmentation[C]// International Conference on 3D vision, 565-571.

MIN J, IM H, ALLEN M, et al. 2018. Computational optics enables breast cancer profiling in point-of-care settings[J]. ACS Nano, 12(9): 9081-9090.

MIRZA M, OSINDERO S. 2014. Conditional generative adversarial nets[J]. arXiv preprint arXiv:1411.1784,

MORO S, CORTEZ P, RITA P. 2015. Business intelligence in banking: A literature analysis from 2002 to 2013 using text mining and latent dirichlet allocation[J]. Expert Systems with Applications, 42(3): 1314-1324.

NAKAGAWA K, ISHIHARA R, AOYAMA K, et al. 2019. Classification for invasion depth of esophageal squamous cell carcinoma using a deep neural network compared with experienced endoscopists[J]. Gastrointestinal Endoscopy, 90(3): 407-414.

NAM J G, PARK S, HWANG E J, et al. 2019. Development and validation of deep learning-based automatic detection algorithm for malignant pulmonary nodules on chest radiographs[J]. Radiology, 290(1): 218-228.

NARAYANA P A, CORONADO I, SUJIT S J, et al. 2020. Deep learning for predicting enhancing lesions in multiple sclerosis from noncontrast MRI[J]. Radiology, 294(2): 398-404.

NIE D, WANG L, GAO Y, et al. 2018. Strainet: Spatially varying stochastic residual adversarial networks for MRI pelvic organ segmentation[J]. IEEE Transactions on Neural Networks and Learning Systems, 30(5): 1552-1564.

OKSUZ K, CAM B C, KALKAN S, et al. 2020. Imbalance problems in object detection: A review[J]. IEEE Transactions on Pattern Analysis and Machine Intelligence, 43(10): 3388-3415.

OWEN C G, RUDNICKA A R, MULLEN R, et al. 2009. Measuring retinal vessel tortuosity in 10-year-old children: validation of the computer-assisted image analysis of the retina (caiar) program[J]. Investigative Ophthalmology & Visual Science, 50(5): 2004-2010.

PAN S, WU J, ZHU X. 2015. CogBoost: Boosting for fast cost-sensitive graph classification[J]. IEEE Transactions on Knowledge and Data Engineering, 27(11): 2933-2946.

PENG Y, DHARSSI S, CHEN Q, et al. 2019. DeepSeeNet: A deep learning model for automated classification of patient-based age-related macular degeneration severity from color fundus photographs[J]. Ophthalmology, 126(4): 565-575.

PHAN T H, YAMAMOTO K. 2020. Resolving class imbalance in object detection with weighted cross entropy losses[J]. arXiv preprint arXiv: 2006.01413.

PHOUNGPHOL P, ZHANG Y, ZHAO Y, et al. 2012. Multiclass SVM with ramp loss for imbalanced data classification[C]// International Conference on Granular Computing, 376-381.

PIHUR V, DATTA S, DATTA S. 2007. Weighted rank aggregation of cluster validation measures: a monte carlo cross-entropy approach[J]. Bioinformatics, 23(13): 1607-1615.

PREVEDELLO L M, ERDAL B S, RYU J L, et al. 2017. Automated critical test findings identification and online notification system using artificial intelligence in imaging[J]. Radiology, 285(3): 923-931.

QUINLAN J R. 1979. Discovering rules by induction from large collections of examples[J]. Expert Systems in the Micro Electronics Age.

QUINLAN J R. 1986. Induction of decision trees[J]. Machine Learning, 1(1): 81-106.

QUINLAN J R. 1993. C4.5: Programming for machine learning[J]. Morgan Kauffmann, 38(48): 49.

RAJPURKAR P, IRVIN J, ZHU K, et al. 2017. Chexnet: radiologist-level pneumonia detection on chest x-rays with deep learning[J]. arXiv preprint arXiv: 1711.05225.

RAKOTOMAMONJY A, BACH F, CANU S, et al. 2008. SimpleMKL[J]. Journal of Machine Learning Research, 9: 2491-2521.

REN S, HE K, GIRSHICK R, et al. 2015. Faster r-cnn: Towards real-time object detection with region proposal networks[C]//Advances in Neural Information Processing Systems, 91-99.

REPICI A, BADALAMENTI M, MASELLI R, et al. 2020. Efficacy of real-time computer-aided detection of colorectal neoplasia in a randomized trial[J].

Gastroenterology, 159(2): 512-520.

RICHHARIYA B, TANVEER M. 2020. A reduced universum twin support vector machine for class imbalance learning[J]. Pattern Recognition, 102: 107150.

RONNEBERGER O, FISCHER P, BROX T. 2015. U-net: Convolutional networks for biomedical image segmentation[C]//International Conference on Medical Image Computing and Computer-Assisted Intervention, 234-241.

ROY A G, SIDDIQUI S, PÖLSTERL S, et al. 2020. 'squeeze & excite' guided few-shot segmentation of volumetric images[J]. Medical Image Analysis, 59: 101587.

SALTZ J, GUPTA R, HOU L, et al. 2018. Spatial organization and molecular correlation of tumor-infiltrating lymphocytes using deep learning on pathology images[J]. Cell Reports, 23(1): 181-193.

SAYRES R, TALY A, RAHIMY E, et al. 2019. Using a deep learning algorithm and integrated gradients explanation to assist grading for diabetic retinopathy[J]. Ophthalmology, 126(4): 552-564.

SCHLEGL T, WALDSTEIN S M, BOGUNOVIC H, et al. 2018. Fully automated detection and quantification of macular fluid in OCT using deep learning[J]. Ophthalmology, 125(4): 549-558.

SCHÖLKOPF B, SMOLA A J, WILLIAMSON R C, et al. 2000. New support vector algorithms[J]. Neural Computation, 12(5): 1207-1245.

SEIFFERT C, KHOSHGOFTAAR T M, VAN HULSE J, et al. 2009. RUSBoost: A hybrid approach to alleviating class imbalance[J]. IEEE Transactions on Systems, Man, and Cybernetics-Part A: Systems and Humans, 40(1): 185-197.

SHAO Y, CHEN W, ZHANG J, et al. 2014. An efficient weighted lagrangian twin support vector machine for imbalanced data classification[J]. Pattern Recognition, 47(9): 3158-3167.

SHARMA K K, SEAL A. 2020. Multi-view spectral clustering for uncertain objects[J]. Information Sciences, 547: 723-745.

SHAWE-TAYLOR J, CRISTIANINI N. 2004. Kernel methods for pattern analysis[M]. Cambridge University Press.

SIMONYAN K, ZISSERMAN A. 2014. Very deep convolutional networks for large-scale image recognition[J]. arXiv preprint arXiv: 1409.1556.

SON J, SHIN J Y, KIM H D, et al. 2020. Development and validation of deep learning models for screening multiple abnormal findings in retinal fundus images[J]. Ophthalmology, 127(1): 85-94.

STAAL J, ABRÀMOFF M D, NIEMEIJER M, et al. 2004. Ridge-based vessel segmentation in color images of the retina[J]. IEEE Transactions on Medical Imaging, 23(4): 501-509.

SUN S, XIE X, DONG C. 2018. Multiview learning with generalized eigenvalue proximal support vector machines[J]. IEEE Transactions on Cybernetics, 49(2): 688-697.

SUN S. 2011. Multi-view Laplacian support vector machines[C]//Proceedings of the International Conference on Advanced Data Mining and Applications, 209-222.

SZEGEDY C, LIU W, JIA Y, et al. 2015. Going deeper with convolutions[C]// Proceedings of the IEEE Conference on Computer Vision and Pattern Recognition, 1-9.

TANG J, HE Y, TIAN Y, et al. 2021a. Coupling loss and self-used privileged information guided multi-view transfer learning[J]. Information Sciences, 551: 245-269.

TANG J, LI D, TIAN Y, et al. 2018a. Multi-view learning based on nonparallel support vector machine[J]. Knowledge-Based Systems, 158: 94-108.

TANG J, LI J, XU W, et al. 2021b. Robust cost-sensitive kernel method with blinex loss and its applications in credit risk evaluation[J]. Neural Networks, 143: 327-344.

TANG J, TIAN Y, LIU D, et al. 2019a. Coupling privileged kernel method for multi-view learning[J]. Information Sciences, 481: 110-127.

TANG J, TIAN Y, LIU X, et al. 2018b. Improved multi-view privileged support vector machine[J]. Neural Networks, 106: 96-109.

TANG J, TIAN Y, ZHANG P, et al. 2017. Multiview privileged support vector machines[J]. IEEE Transactions on Neural Networks and Learning Systems, 29(8): 3463-3477.

TANG J, XU W, LI J, et al. 2021c. Multi-view learning methods with the LINEX loss for pattern classification[J]. Knowledge-Based Systems, 228: 107285.

TANG X, CAO R, CHENG J, et al. 2019b. DDOS attack detection method based on V-support vector machine[C]//International Symposium on Cyberspace Safety and Security, 42-56.

TANG Y, WANG X, HARRISON A P, et al. 2018c. Attention-guided curriculum learning for weakly supervised classification and localization of thoracic diseases on chest radiographs[C]//International Workshop on Machine Learning in Medical Imaging, 249-258.

TANNER J, WEI K. 2013. Normalized iterative hard thresholding for matrix completion[J]. SIAM Journal on Scientific Computing, 35(5): S104-S125.

TAO Q, YAN W, WANG Y, et al. 2019a. Deep learning-based method for fully automatic quantification of left ventricle function from cine MR images: a multivendor, multicenter study[J]. Radiology, 290(1): 81-88.

TAO X, LI Q, GUO W, et al. 2019b. Self-adaptive cost weights-based support vector machine cost-sensitive ensemble for imbalanced data classification[J]. Information Sciences, 487: 31-56.

TAO X, LI Q, REN C, et al. 2020. Affinity and class probability-based fuzzy support vector machine for imbalanced data sets[J]. Neural Networks, 122: 289-307.

TORRADO-CARVAJAL A, VERA-OLMOS J, IZQUIERDO-GARCIA D, et al. 2019. Dixon-VIBE deep learning (DIVIDE) pseudo-CT synthesis for pelvis PET/MR attenuation correction[J]. Journal of Nuclear Medicine, 60(3): 429-435.

TSUKUMA H. 2016. Estimation of a high-dimensional covariance matrix with the Stein loss[J]. Journal of Multivariate Analysis, 148: 1-17.

URBAN G, TRIPATHI P, ALKAYALI T, et al. 2018. Deep learning localizes and identifies polyps in real time with 96% accuracy in screening colonoscopy[J]. Gastroenterology, 155(4): 1069-1078.

VAN VELZEN S G, LESSMANN N, VELTHUIS B K, et al. 2020. Deep learning for automatic calcium scoring in CT: validation using multiple cardiac CT and chest CT protocols[J]. Radiology, 295(1): 66-79.

VAPNIK V, VASHIST A. 2009. A new learning paradigm: Learning using privileged information[J]. Neural Networks, 22(5-6): 544-557.

VARIAN H R. 1975. A Bayesian approach to real estate assessment[J]. Studies in Bayesian Econometric and Statistics in Honor of Leonard J. Savage, 195-208.

VEROPOULOS K, CAMPBELL C, CRISTIANINI N. 1999. Controlling the sensitivity of support vector machines[C]//Proceedings of the International Joint Conference on Artificial Intelligence, 55-60.

WAN Y, SUN S, ZENG C. 2020. Adaptive similarity embedding for unsupervised multi-view feature selection[J]. IEEE Transactions on Knowledge and Data Engineering, 33(10): 3338-3350.

WANG H, ZHANG L, YAO L. 2021. Application of genetic algorithm based support vector machine in selection of new EEG rhythms for drowsiness detection[J]. Expert Systems with Applications, 171: 114634.

WANG K, LU X, ZHOU H, et al. 2019a. Deep learning radiomics of shear wave elastography significantly improved diagnostic performance for assessing liver fibrosis in chronic hepatitis B: a prospective multicentre study[J]. Gut, 68(4): 729-741.

WANG P, BERZIN T M, BROWN J R G, et al. 2019b. Real-time automatic detection system increases colonoscopic polyp and adenoma detection rates: a prospective randomised controlled study[J]. Gut, 68(10): 1813-1819.

WANG X, PENG Y, LU L, et al. 2017a. Chestx-ray8: Hospital-scale chest x-ray database and benchmarks on weakly-supervised classification and localization of common thorax diseases[C]//Proceedings of the IEEE Conference on Computer Vision and Pattern Recognition, 2097-2106.

WANG Y, YANG L. 2019c. A robust loss function for classification with imbalanced datasets[J]. Neurocomputing, 331: 40-49.

WANG Y X, RAMANAN D, HEBERT M. 2017b. Learning to model the tail[C]//Proceedings of the International Conference on Neural Information Processing Systems, 7032-7042.

WEISS G M. 2004. Mining with rarity: a unifying framework[J]. ACM Sigkdd Explorations Newsletter, 6(1): 7-19.

WEN Z, YIN W, ZHANG Y. 2012. Solving a low-rank factorization model for matrix completion by a nonlinear successive over-relaxation algorithm[J]. Mathematical Programming Computation, 4(4): 333-361.

WESTON J, COLLOBERT R, SINZ F, et al. 2006. Inference with the universum[C]//International Conference on Machine Learning, 1009-1016.

WILD E W, MANGASARIAN O L. 2007. Privacy-preserving classification of horizontally partitioned data via random kernels[R].

WU Y, LIU Y. 2007. Robust truncated hinge loss support vector machines[J]. Journal of the American Statistical Association, 102(479): 974-983.

XIE X, SUN S. 2015. Multi-view twin support vector machines[J]. Intelligent Data Analysis, 19(4): 701-712.

XIE X, SUN S. 2019. Multi-view support vector machines with the consensus and complementarity infomation[J]. IEEE Transactions on Knowledge and Data Engineering, 32(12): 2401-2413.

XIE X, SUN S. 2020. General multi-view semi-supervised least squares support vector machines with multi-manifold regularization[J]. Information Fusion, 62: 63-72.

XU C, TAO D, XU C. 2015. Multi-view learning with incomplete views[J]. IEEE Transactions on Image Processing, 24(12): 5812-5825.

YALA A, LEHMAN C, SCHUSTER T, et al. 2019. A deep learning mammography-based model for improved breast cancer risk prediction[J].

Radiology, 292(1): 60-66.

YANG M, DENG C, NIE F. 2019. Adaptive-weighting discriminative regression for multi-view classification[J]. Pattern Recognition, 88: 236-245.

YANG Q, YAN P, ZHANG Y, et al. 2018. Low-dose CT image denoising using a generative adversarial network with Wasserstein distance and perceptual loss[J]. IEEE Transactions on Medical Imaging, 37(6): 1348-1357.

YANG R, YU L, ZHAO Y, et al. 2020. Big data analytics for financial market volatility forecast based on support vector machine[J]. International Journal of Information Management, 50: 452-462.

YIN J, SUN S. 2022. Incomplete multi-view clustering with cosine similarity[J]. Pattern Recognition, 123: 108371.

YU H, SUN C, YANG X, et al. 2019. Fuzzy support vector machine with relative density information for classifying imbalanced data[J]. IEEE Transactions on Fuzzy Systems, 27(12): 2353-2367.

YU H, WANG X, WANG G, et al. 2020. An active three-way clustering method via low-rank matrices for multi-view data[J]. Information Sciences, 507: 823-839.

YU J, JIANG Y, WANG Z, et al. 2016. Unitbox: An advanced object detection network[C]//Proceedings of the International Conference on Multimedia, 516-520.

ZECH J R, BADGELEY M A, LIU M, et al. 2018. Variable generalization performance of a deep learning model to detect pneumonia in chest radiographs: A cross-sectional study[J]. PLoS Medicine, 15(11): e1002683.

ZHANG L, ZHAO Y, ZHU Z, et al. 2018a. Multi-view missing data completion[J]. IEEE Transactions on Knowledge and Data Engineering, 30(7): 1296-1309.

ZHANG N, SUN S. 2022. Incomplete multiview nonnegative representation learning with multiple graphs[J]. Pattern Recognition, 123: 108412.

ZHANG N, YANG G, GAO Z, et al. 2019. Deep learning for diagnosis of chronic myocardial infarction on nonenhanced cardiac cine MRI[J].

Radiology, 291(3): 606-617.

ZHANG X, ZHOU X, LIN M, et al. 2018b. Shufflenet: An extremely efficient convolutional neural network for mobile devices[C]//Proceedings of the IEEE Conference on Computer Vision and Pattern Recognition, 6848-6856.

ZHAO J, XIE X, XU X, et al. 2017. Multi-view learning overview: Recent progress and new challenges[J]. Information Fusion, 38: 43-54.

ZHU C, CHEN C, ZHOU R, et al. 2020. A new multi-view learning machine with incomplete data[J]. Pattern Analysis and Applications, 1-32.

ZHU J Y, PARK T, ISOLA P, et al. 2017. Unpaired image-to-image translation using cycle-consistent adversarial networks[C]//Proceedings of the IEEE International Conference on Computer Vision, 2223-2232.

ZHU W, HUANG Y, ZENG L, et al. 2019. AnatomyNet: deep learning for fast and fully automated whole-volume segmentation of head and neck anatomy[J]. Medical Physics, 46(2): 576-589.